Mariem Nouira
Nadia Ben Mansour

Epidemia de tabagismo entre os jovens tunisinos

Mariem Nouira
Nadia Ben Mansour

Epidemia de tabagismo entre os jovens tunisinos

O alcance e as perspectivas de uma luta eficaz contra este flagelo

ScienciaScripts

Imprint

Cover image: www.ingimage.com

This book is a translation from the original published under ISBN 978-620-6-72466-7.

Publisher:
Sciencia Scripts
is a trademark of
Dodo Books Indian Ocean Ltd. and OmniScriptum S.R.L publishing group

120 High Road, East Finchley, London, N2 9ED, United Kingdom
Str. Armeneasca 28/1, office 1, Chisinau MD-2012, Republic of Moldova, Europe
Printed at: see last page
ISBN: 978-620-8-32988-4

Conteúdo

Currículo

O tabagismo é um importante problema de saúde pública a nível mundial.
O principal objetivo do nosso trabalho foi estimar a extensão do consumo de tabaco (cigarros e cigarrilhas) entre os estudantes universitários na Tunísia.
Trata-se de um inquérito transversal descritivo em linha aos estudantes da Universidade de Tunis El Manar em 2022.
Foram incluídos no estudo 210 estudantes, com uma média de idades de 21,5 anos. $^{-3}$A prevalência do uso de Narguile foi de 42,4% (IC95% [36,2 - 49,0]), com uma prevalência significativamente maior nos homens (p <10).
Mais de um quinto (21,5%) pensava que o Narguilé era menos prejudicial do que os cigarros e 21,2% não tinha intenção de deixar de fumar Narguilé. A prevalência do consumo de cigarros foi de 31,9% (IC 95% [25,7 - 38,6]), com uma prevalência significativamente mais elevada entre os homens (P<0,01). A pontuação média de Fagerstrom foi de 2,6 ± 2,2. A prevalência do tabagismo entre os jovens estudantes foi alarmantemente elevada. As intervenções para aumentar a consciencialização e reforçar as políticas anti-tabaco existentes são uma prioridade.
Etiquetas: Consumo de tabaco, Jovens adultos, Atitude, Dependência

1 INTRODUÇÃO

O tabagismo é um importante problema de saúde pública a nível mundial devido à sua elevada prevalência, aos seus efeitos nocivos para a saúde e ao seu pesado impacto económico. De acordo com a Organização Mundial de Saúde (OMS), 1,3 mil milhões de pessoas no mundo fumam, com uma prevalência global estimada em 22,3% em 2020, sendo que a maioria dos fumadores, ou seja, 80%, vive em países de baixo ou médio rendimento [1]. O tabagismo é considerado uma das principais causas de morte evitável em todo o mundo, sendo responsável por mais de 8 milhões de mortes por ano [2]. É um dos principais factores de risco modificáveis para as doenças não transmissíveis, incluindo os cancros, as doenças respiratórias crónicas e as doenças cardiovasculares [3].

A sua frequência tem aumentado de forma alarmante nas últimas duas décadas, particularmente na região do Mediterrâneo Oriental [4].

De acordo com a Organização Mundial de Saúde (OMS), 90 milhões de adultos na região fumam [3].

A emergência de novas tendências na utilização do Narguile foi observada principalmente entre os jovens, e em particular entre os estudantes universitários [5-7].

De facto, a prevalência do consumo de narguilé ultrapassou os 60%, de acordo com os resultados de um estudo transversal realizado em 2016 sobre o consumo de narguilé entre estudantes universitários na região do Mediterrâneo Oriental [8]. Esta tendência explica-se em parte pela aceitação social do tabagismo em todas as suas formas e pela influência dos meios de comunicação social e das redes sociais sobre os jovens [9].

A popularidade do Narguile entre os jovens deve-se também à perceção errónea de que é menos nocivo do que os cigarros e ao facto de o produto ser apresentado em diferentes sabores que são atraentes para os jovens [10].

A Tunísia não foi poupada a este grave flagelo. Cerca de 25% dos adultos tunisinos consomem tabaco sob várias formas, de acordo com os resultados do inquérito nacional "Tunisian Health Examination Survey, 2016" [11]. Mais de 13 200 tunisinos morrem todos os anos de doenças relacionadas com o tabaco, o que representa 20% de todas as mortes no país [12].

Na Tunísia, de acordo com o Global Youth Tobacco Surveys (GYTS), a prevalência do uso de Narguile entre adolescentes de 13 a 15 anos aumentou de 5,8% em 2010 para 7,6% em 2017 [13]. Este aumento é ainda mais preocupante tendo em conta os impactos negativos do Narguilé na saúde, que são semelhantes aos dos cigarros [14].

Embora tenha sido demonstrado que os jovens adultos representam o grupo de maior risco de experimentação (iniciação) e consumo regular de Narguile, poucos estudos tunisinos se interessaram em estudar o uso, as atitudes e a dependência desta população.

Assim, o principal objetivo deste estudo foi estimar a prevalência do tabagismo nas suas duas formas principais, ou seja, o consumo de cigarros e de narguilés, entre os estudantes universitários da Tunísia. Em segundo lugar, os nossos objectivos eram descrever o grau de perceção dos danos e a intenção de parar entre os utilizadores destas duas formas de fumar. E também determinar o nível de dependência e os factores a ela associados.

2 MÉTODOS

1. Tipo de estudo

Este foi um inquérito descritivo transversal em linha a estudantes da Universidade de Tunis El Manar. Este estudo foi realizado entre julho de 2021 e janeiro de 2022. Este trabalho faz parte de um estudo que faz parte de um projeto de investigação multicêntrico entre o Líbano e a Tunísia para testar a eficácia dos rótulos de advertência sanitária específicos do Narguile.

2. População do estudo

Este estudo incidiu sobre uma amostra de estudantes da Universidade de Tunis el Manar.

2.1. Critérios de inclusão

Todos os estudantes com idades compreendidas entre os 18 e os 34 anos, residentes na Tunísia (há pelo menos 5 anos), com um endereço de correio eletrónico ativo pertencente à Universidade de Tunes El Manar, foram incluídos no estudo.

2.2. Critérios de exclusão

Os alunos que se recusaram a dar o seu consentimento informado antes de preencherem o questionário foram excluídos do estudo.

3. Tamanho da amostra

A dimensão mínima da amostra foi calculada através da seguinte fórmula:

$$_{a/2}{}^{22}N= (Z \times p \times (l-p))/(i\ )$$

N: dimensão da amostra

p: Frequência prevista de utilização de Narguile de acordo com os resultados do inquérito nacional THES 2016, em que a prevalência de utilização de Narguile entre os tunisinos com 15 anos ou mais foi de 1,6%.

$_{a}z$: o valor crítico da distribuição normal centrada reduzida para um risco de erro a (para a=5% z /2= 1,96)

i: grau de precisão fixado em a 2%.

A dimensão mínima da amostra calculada foi de 151 participantes.

4. Recolha de dados

Este estudo foi realizado exclusivamente em linha, dada a situação epidémica relacionada com a COVID 19, que impediu a recolha de dados pessoais a fim de proteger a segurança dos participantes e dos investigadores.

Os participantes foram recrutados através de uma lista de distribuição por correio eletrónico dos estudantes da Universidade de Tunis El Manar. Para aumentar o número de participantes, foi adotado outro método de recrutamento, em colaboração com a associação de estudantes da Faculdade de Medicina de Tunes, Associa Med, através da distribuição de folhetos aos estudantes das diferentes faculdades pertencentes à Universidade de Tunes El Manar, com uma breve descrição dos objectivos e procedimentos do estudo, bem como os dados de contacto da equipa de investigação. Os estudantes interessados em participar e que se ofereceram como voluntários contactaram a equipa de investigação por telefone ou por correio eletrónico para poderem participar no estudo.

Os indivíduos interessados em participar foram convidados a clicar numa ligação que os reencaminhava para um questionário disponível através do software Sphinx e foram convidados a responder a algumas perguntas para confirmar a sua elegibilidade.

Uma vez elegíveis, os participantes foram direcionados para a página de consentimento. Só os participantes que deram o seu consentimento tiveram acesso ao inquérito.

O questionário estava disponível em duas línguas, árabe e francês, e os participantes eram livres de escolher a língua que mais lhes convinha.

O questionário (Apêndice I) era composto por quatro partes

- **Parte** 1: Dados sociodemográficos (idade, sexo, nível de escolaridade e estado civil (solteiro, casado, viúvo ou divorciado)).
- **Parte 2:** sobre a utilização do Narguile

- Frequência de utilização :

Um fumador atual de Narguile foi definido como alguém que fumava Narguile pelo menos uma vez por mês.

- Intenção de iniciar o tratamento para não fumadores nos próximos 30 dias
- A idade de iniciação dos fumadores
- A intenção de parar e reduzir o consumo de Narguile nos 30 dias seguintes ao inquérito.
- Nível de dependência do Narguile: avaliado pela pontuação do Centro Sírio

for Tobacco Studies-13 (SCTS-13) para a utilização do Narguile, que inclui 13 itens com três respostas possíveis para cada item: "Falso", "Um pouco verdadeiro" ou "Verdadeiro", com pontuações de 0, 1 ou 2, respetivamente (pontuação de 0 a 2/item). Esta pontuação pode variar de 0 a 26. Quanto mais elevada for a pontuação, mais forte é a dependência da nicotina [15].

- A medida em que as pessoas consideram o Narguile nocivo, comparando-o com os cigarros e os seus graves efeitos na saúde.
- **Parte 3:** Consumo de cigarros :
- Frequência de utilização :

Um fumador atual de cigarros foi definido como alguém que fumava cigarros pelo menos uma vez por mês.

- Intenção de iniciar o tratamento para não fumadores no próximo ano
- Intenção de parar e reduzir o consumo de cigarros
- Nível de dependência: avaliado pela pontuação de Fagerstrom [16]. Esta pontuação é composta por 6 itens: a hora do primeiro cigarro fumado por dia depois de acordar, a abstenção de fumar quando é proibido, o cigarro mais difícil de deixar de fumar, o número médio de cigarros fumados por dia, a frequência do consumo de tabaco durante as primeiras horas do dia em comparação com o resto do dia e o consumo de tabaco durante a doença. A pontuação de cada item pode diferir de uma pergunta para outra. A pontuação de Fagerstrom varia de 0 a 10. Um indivíduo pode ser classificado numa das quatro categorias seguintes, de acordo com os resultados da pontuação:
- Não dependente: Uma pontuação de 0 a 2
- Baixa dependência: uma pontuação de 3 a 4
- Moderadamente dependente: uma pontuação de 5 a 6
- Dependência elevada ou muito elevada: uma classificação de 7 a 10
- O grau de perceção dos efeitos graves do consumo de cigarros para a saúde.
- **Parte** 4: Outras formas de consumo de tabaco :

Frequência do consumo atual de midwakh, charutos, charutos aromatizados e cigarros electrónicos.

5. Análise estatística

Para a estatística descritiva, as variáveis qualitativas foram expressas em termos de frequências absolutas e relativas (percentagens), enquanto as variáveis quantitativas foram expressas em termos de média (± desvio-padrão).

O teste do qui-quadrado foi utilizado para comparar as percentagens entre os diferentes grupos.

A regressão linear múltipla foi utilizada para estudar os factores associados à pontuação total de dependência no Narguile SCTS-13. Um valor de $p < 0,05$ foi considerado significativo para todos os testes estatísticos utilizados. A análise estatística foi efectuada com recurso ao software SPSS (versão 23.0, IBM Corp).

6. Pesquisa bibliográfica

Utilizámos o Zotero para a gestão bibliográfica.

As bases de dados consultadas durante a pesquisa bibliográfica foram : Pubmed, Scopus, Google Scholar e Science direct.

Utilizámos as seguintes palavras-chave: jovem adulto, estudantes universitários, fumar tabaco, fumar cachimbo de água. A investigação também foi efectuada em inglês, utilizando as seguintes palavras-chave: young adult, university students, tobacco smoking, water-pipe smoking.

A nossa pesquisa bibliográfica incluiu também sítios e relatórios de organizações internacionais como a Organização Mundial de Saúde, bem como relatórios de inquéritos nacionais tunisinos sobre o tabagismo (Global Youth Tobacco Survey, MED

SPAD e Tunisian Health Examination Survey).

7. Considerações éticas

Todos os participantes foram informados do enquadramento e do objetivo principal do estudo antes da sua participação e foram cordialmente convidados a participar por sua própria vontade. Todas estas informações foram mencionadas no texto da mensagem de correio eletrónico.

Todos os dados recolhidos e analisados foram tratados de forma anónima. A confidencialidade dos dados foi respeitada durante e após a recolha de dados. Toda a informação recolhida foi armazenada num local seguro e utilizada apenas para fins de investigação. A aprovação do Comité de Ética da Faculdade de Medicina de Tunes foi obtida antes da realização do estudo, com o número de aprovação CE-FMT/2019/05/FMT/V1.

3 RESULTADOS

1. Descrição da população do estudo

No total, foram incluídos no estudo 210 estudantes.

As caraterísticas sócio-demográficas da população estudada são apresentadas na Tabela I.

1.1 Distribuição etária

A média de idade foi de 21,5 ± 2,3 anos, com extremos que variaram entre 18 e 34 anos (Figura 1). A maioria dos participantes (85,2%) tinha idade entre 18 e 23 anos (Tabela I).

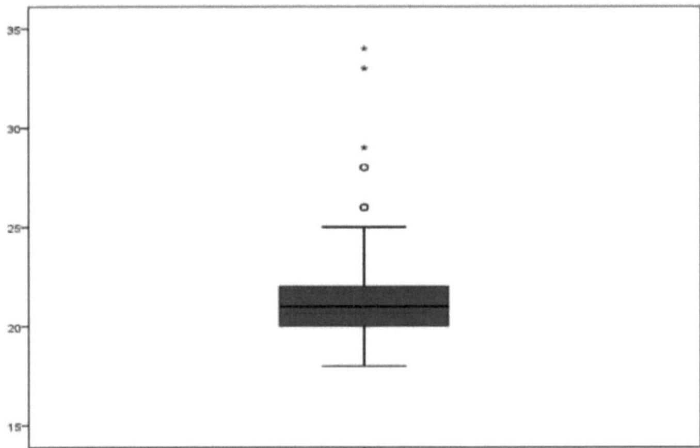

Figura 1: Gráfico de caixa das idades dos participantes

1.2 Repartição por género

A população do estudo era constituída por 129 mulheres (61,4%) e 81 homens (38,6%), com uma relação de género (masculino/feminino) de 0,63 (Tabela I).

1.3 Repartição por nível de ensino

Mais de metade (61,5%) dos estudantes frequentavam o 2º ciclo universitário (quadro I).

1.4 Repartição por estado civil

A maioria dos estudantes (n=203 ou 98,1%) era solteira (quadro I).

Tabela I: Distribuição dos alunos por caraterísticas sócio-demográficas caraterísticas demográficas (género, grupos etários, estado civil e nível de nível de escolaridade)

Caraterísticas sócio-demográficas	Número de trabalhadores (%)
Sexo	
Masculino	81 (38,6)
Feminino	129 (61,4)
Grupos etários (anos)	
[18-20]	80 (38,1)
[21-23]	99 (47,1)
>24	31 (14,8)
Nível de educação *	
[er]I ciclo universitário	70 (38,5)
[ère]2 ciclo universitário	112 (61,5)
Estado civil *	
Individual	203 (98,1)

Marie/casal	3 (1,4)
Divórcio/separação	1 (0,5)

** dados em falta*

2. Utilização do Narguile

2.1 Prevalência do uso de narguilé

Um total de 89 dos 210 estudantes eram fumadores actuais de Narguilé, uma prevalência de 42,4% (1C95% [36,2 - 49,0]). A frequência de consumo exclusivo de Narguilé (não associado a cigarros) foi de 18,1% (n=38) com IC95% [13,5 - 23,9], enquanto 51 eram fumadores de Narguilé e cigarros em simultâneo, ou seja, uma prevalência de 24,3% (IC95% [19,0 - 30,5]). Dos fumadores que responderam à questão sobre a frequência de utilização do Narguilé (n= 79), a maioria (79,7%) fumava Narguilé menos de uma vez por mês, enquanto 5,1% fumavam Narguilé diariamente ou pelo menos uma vez por semana (Figura 2).

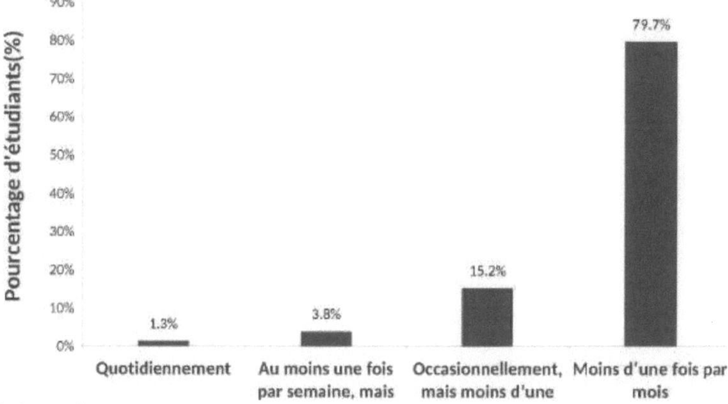

não todos os dias uma vez por semana

Figura 2: Distribuição dos actuais fumadores de Narguile por frequência de consumo (N=79)

A idade média de iniciação do Narguile era de 17,8 anos, com extremos que variavam entre os 10 e os 24 anos.

A duração média de utilização do Narguile foi de 3,8 ± 2,3 anos, com um máximo de 11 anos.

Dos 210 alunos, 118 nunca tinham fumado Narguile, uma prevalência de 56,2% (IC95% [49,0 - 62,9]).

Apenas três disseram que costumavam fumar Narguile, mas que tinham deixado de o fazer.

Entre os actuais não fumadores de Narguile que responderam à questão (n=114), as principais razões apontadas para não fumar Narguile foram o facto de estar no centro de todos os tipos de fumo (n=64; 56,1%) e o facto de pensar que faz mal à saúde (n=41; 36,0%) (Figura 3).

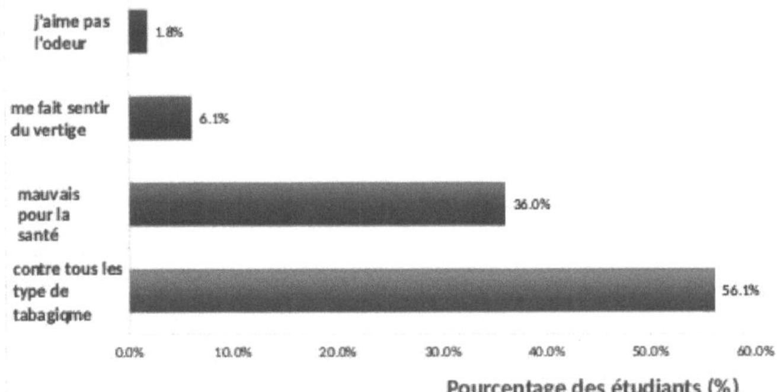

Figura 3: Razões invocadas para não fumar Narguile (N= 114)

2.2 Frequência de utilização do Narguile por caraterísticas sociodemográficas

A Tabela II apresenta os resultados do estudo da associação entre o consumo atual de Narguilé e nunca ter usado Narguilé, com as caraterísticas sócio-demográficas dos alunos.

2.2.1 Utilização do Narguile por género

[3]O sexo masculino foi significativamente associado ao uso de Narguile (60,5% nos homens vs. 31,0% nas mulheres; OR=3,4; p <10'). [3]A frequência de mulheres que nunca fumaram Narguile foi significativamente maior do que a dos homens (p <10'), (tabela II).

2.2.2 Utilização do Narguile por grupo etário

Não se verificou diferença significativa no consumo de Narguilé entre os diferentes grupos etários (46,3% dos fumadores com [18 a 20 anos] vs. 43,4% dos fumadores com [21 a 23 anos] vs. 29,0% dos fumadores com 24 ou mais anos; p=0,2). A frequência de nunca ter fumado Narguilé não esteve significativamente associada à idade (p=0,1) (quadro II).

2.2.3 Utilização do Narguile segundo o estado civil

Não houve diferença significativa no uso de Narguile entre os estudantes solteiros e os estudantes com outro estado civil (42,4% fumadores entre os estudantes solteiros vs. 25,0% fumadores entre os outros estudantes, p=0,6). A frequência de nunca ter fumado Narguilé não foi tão significativamente associada ao estado civil (p=0,6), (tabela II).

2.2.4 Utilização do Narguile por nível de escolaridade

Não houve diferença significativa no uso de Narguile entre graduandos e pós-graduandos (44,3% graduandos vs. 39,3% pós-graduandos, p=0,5). A frequência de nunca ter fumado Narguilé não esteve significativamente associada ao nível de escolaridade (p=0,5) (Quadro II).

Quadro II: Estudo dos factores sociodemográficos associados ao estado de uso do Narguile (fumador atual versus nunca fumador)

Situação da utilização do Narguile								
	Fumador atual (N=89)				**Nunca utilizou (N=118)**			
Caraterísticas dos estudantes	**N**	**% (linhas)**	OU	**Valor de p**	**N**	**% (linhas)**	OU	**Valor de p**
Género				**<10-^{3}**				**<10-^{3}**
Homens	49	60,5	3,4 [1,9-6,1]		31	38,3	ref	
Mulheres	40	31,0	ref		87	67,4	3,3 [1.9-5.9]	
Grupos etários (anos)				0,2				0,1
[18-20]	37	46,3	-		42	52,5	-	

[21-23]	43	43,4			54	54,5		
> 24	9	29,0			22	71,0		
Estado civil *				0,6				0,6
Individual	86	42,4	-		114	56,2	-	
Outros	1	25,0			3	75,0		
Nível de educação*				0,5				0,5
erI ciclo	31	44,3	-		38	54,3	-	
me2® ciclo	44	39,3			66	58,9		

*: dados em falta; .ref: categoria de referência

2.3 Dependência do Narguile

Dos 75 fumadores actuais de Narguilé que responderam, 10,7% tinham Narguilé em casa e 13,3% preparavam habitualmente o seu próprio Narguilé para fumar.

2.3.1 Grau de dependência percebido pelos fumadores de Narguile

Entre os 72 fumadores actuais de Narguilé, 94,4% sentiam que não eram dependentes do Narguilé e 2,8% sentiam que eram muito dependentes do Narguilé (Figura 4).

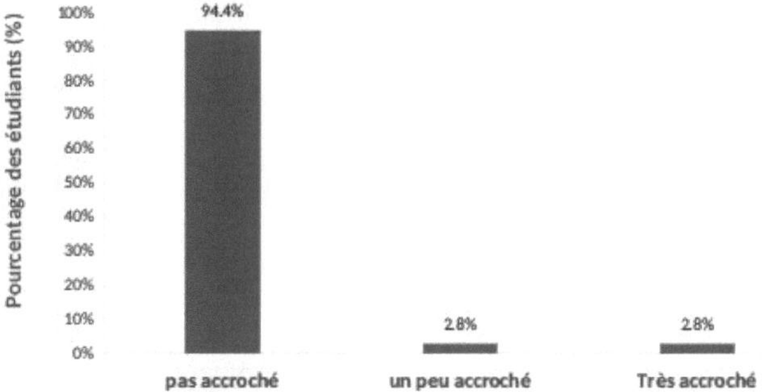

Figura 4: Grau de dependência do Narguile percepcionado pelos fumadores (N=72).

2.3.2 Grau de dependência avaliado pela pontuação do Centro Sírio de Estudos do Tabaco-13 (SCTS-13)

A média do escore de dependência do Narguile foi de 6,7 ± 5,0, com os extremos variando de 0 a 26. O intervalo interquartil da pontuação foi de [2 - 10], indicando que 75% dos fumadores Narguile tinham uma pontuação < 10 (Figura 5).

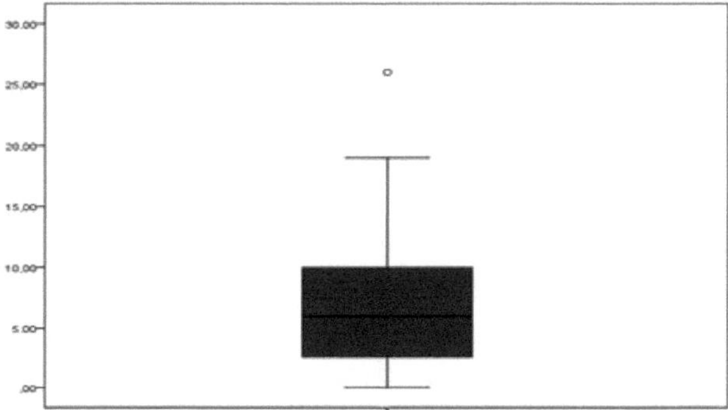

Figura 5: Gráfico de caixa da pontuação de dependência Narguile SCTS-13

As respostas de 75 fumadores narguilés aos 13 itens que compõem a Escala de

Dependência Narguilés SCTS-13 encontram-se detalhadas no Quadro III.

Quadro III: Distribuição das respostas dos fumadores Narguile de acordo com os diferentes itens da escala de dependência Narguile (SCTS-13), (N=75)

Rubricas SCTS-13	NÃO N (%)	ALGO VERDADEIRO N (%)	VERDADEIRO N (%)
Número 1 (SCTS-1)			
A maior parte dos meus amigos fumam Narguile	**21 (28,0)**	**36 (48,0)**	**18 (24,0)**
Número 2 (SCTS-2)			
Só o facto de ver ou cheirar o Narguile é suficiente para mim dá vontade de fumar	**34 (45,3)**	**26 (34,7)**	**15 (20,0)**
Número 3 (SCTS-3)			
Mesmo que eu tivesse a certeza de que Narguile não prestava para a minha saúde, continuaria a fumar com a mesma frequência	**50 (66,7)**	**21 (28,0)**	**04 (5,3)**
Número 4 (SCTS-4)			
Fumar um Narguile faz-me feliz	**35 (46,7)**	**34 (45,3)**	**06 (8,0)**
Número 5 (SCTS-5)			
Fumar um Narguile faz-me sentir cheio de energia	**48 (64,0)**	**25 (33,3)**	**02 (2,7)**
Número 6 (SCTS-6)			
Se o preço do Narguile duplicasse, continuaria a fumar tão frequentemente	**55 (73,3)**	**17 (22,7)**	**03 (4,0)**
Número 7 (SCTS-7)			
Quando fumo Narguile, sinto-me menos triste ou deprimido	**48 (64,0)**	**25 (33,3)**	**02 (2,7)**
Número 8 (SCTS-8)			
Seria muito difícil para mim estar numa situação dessas. restaurante e não fumar o Narguile	**60 (80,0)**	**13 (17,3)**	**02 (2,7)**
Número 9 (SCTS-9)			
Fumar um Narguile é uma boa maneira de me ajudar prémio	**54 (72,0)**	**12 (16,0)**	**09 (12,0)**
Número 10 (SCTS-10)			
Seria difícil para mim recusar um convite fumar um Narguile	**39 (52,0)**	**24 (32,0)**	**12 (16,0)**
Número 11 (SCTS-11)			
Costumo fumar Narguile com os meus amigos ou em cafés / restaurantes	**25 (33,3)**	**25 (33,3)**	**25 (33,3)**
Número 12 (SCTS-12)			
Se a minha sessão de fumo de Narguile fosse interrompido, eu ficaria chateado	**57 (76,0)**	**15 (20,0)**	**03 (4,0)**
Número 13 (SCTS-13)			
Quando fumo um cachimbo de água, sinto-me menos irritável, frustrado ou zangado	**50 (66,7)**	**21 (28,0)**	**04 (5,3)**

Os factores que se associaram significativamente a um valor mais elevado de dependência do Narguilé no SCTS-13, após regressão linear simples, foram o facto de ter Narguilé em casa, o facto de preparar o seu próprio Narguilé e o facto de ser Narguilé e fumador de cigarros ao mesmo tempo (Quadro IV).

Quadro IV: Resultados da regressão linear simples para estudar os factores associados à pontuação total de dependência no Narguile SCTS-13

	Pontuação total SCTS-13 Coeficiente de regressão P bruto	P
Género		0,8
Mulheres	+ 0,229	
Homens	ref	
Grupos etários		0,5
> 24	+ 0,56	
[21-23]	+ 1,24	
[18-20]	ref	
Nível de educação		0,4
[ëTe]2 ciclo	-1,02	
[er]I ciclo	ref	
Frequência de utilização do Narguile		0,17
Menos de uma vez por mês	+ 0,18	
Ocasionalmente, mas menos de uma vez por semana	+ 3,85	
Pelo menos uma vez por semana, mas não todos os dias	+ 3,33	
Diário	ref	
Ter um Narguile em casa		**0,03**
Sim	+ 3,95	
Não	.ref	
Fazer o seu próprio Narguile		**0,005**
Sim	+ *4,70*	
Não	ref	
Idade de iniciação de Turner, o Narguile	0,01	0,9
Duração da utilização do Narguile	+ 0,07	0,7
Fumar Narguile e cigarros ao mesmo tempo		**0,008**
Sim	+ 3,24	
Não	ref	
Grau de perceção da dependência do Narguile (em comparação com os cigarros)		0,16
Menos viciante	+ 1,74	
Outra resposta *("Igualmente viciante"; "mais viciante"; "não sei")*	ref	
Grau de perceção da nocividade do Narguile (em comparação com os cigarros)		0,24
Menos prejudicial	+ 1,92	
Outra resposta *("Igualmente prejudicial"; "mais prejudicial"; "não sei")*	ref	
Grau de perceção dos efeitos graves do Narguile na saúde		0,8
De modo algum	+ 0,45	
Outra resposta *((De "um pouco" para "muito")*	ref	
Perceção do grau em que a vida é afetada por problemas de saúde relacionados com a utilização do Narguile		0,3
De modo algum	-2,27	
Outra resposta	ref	

((De "um pouco" para "muito")

ref: cak'gorie de rdfdrence

Os factores independentemente associados a uma maior pontuação total do SCTS-13 para a dependência do Narguilé (após regressão linear múltipla) foram o facto de preparar o seu próprio Narguilé (0 = + 4,05; p=0,04) e o facto de fumar Narguilé e cigarros ao mesmo tempo (0 = + 3,13; p=0,01) (Quadro V).

Quadro V: Resultados do modelo final de regressão linear múltipla para estudar os factores independentemente associados à pontuação total de dependência no Narguile SCTS-13

	Pontuação total SCTS-13 Coeficiente de regressão ajustado p	P
Normalmente preparar o seu próprio Narguile		**0,04**
Sim	+ 4,05	
Não	ref	
Fumar Narguile e cigarros ao mesmo tempo		**0,01**
Sim	+ 3,13	
Não	ref	

ref*: rdfdrence categoria*

2.4 Frequência de fumadores de Narguile que já tentaram parar de usar Narguile

Entre os 75 fumadores de Narguile, 33 (44%) já tinham tentado deixar de usar Narguile. Não há diferenças significativas consoante o sexo (42,9% dos homens tinham tentado deixar de fumar contra 45,5% das mulheres; p= 0,8). O facto de ter tentado deixar de consumir Narguilé não foi significativamente associado ao grau de nocividade percebida (p= 0,7) e aos efeitos graves para a saúde (p= 0,7) do consumo de Narguilé em comparação com os cigarros. Do mesmo modo, a perceção do grau em que o consumo de Narguilé afectava a vida dos fumadores não foi significativamente associada ao facto de terem tentado deixar de consumir Narguilé (p=0,6).

2.5 Atitudes dos alunos face à utilização do Narguile

Os resultados da comparação das atitudes dos estudantes em relação ao uso de narguilé de acordo com o estatuto de fumador e não fumador são apresentados no Quadro VI.

2.5.1 Perceção da dependência do Narguile

Dos 194 estudantes, fumadores e não-fumadores de Narguilé, que responderam à pergunta sobre a perceção do grau de dependência do Narguilé em relação ao cigarro, 28,4% consideraram que o Narguilé causa menos dependência do que o cigarro e 25,7% não souberam responder à pergunta. Por outro lado, 45,9% consideravam que o narguilé causava uma dependência igual ou superior à dos cigarros (Figura 6). Não houve diferença significativa quando se compararam as respostas dos fumadores actuais de Narguilé com as dos não fumadores (33,3% dos fumadores actuais de Narguilé acham que o Narguilé causa menos dependência do que o cigarro vs. 25,2% dos não fumadores de Narguilé; p=0,2), (Tabela VI).

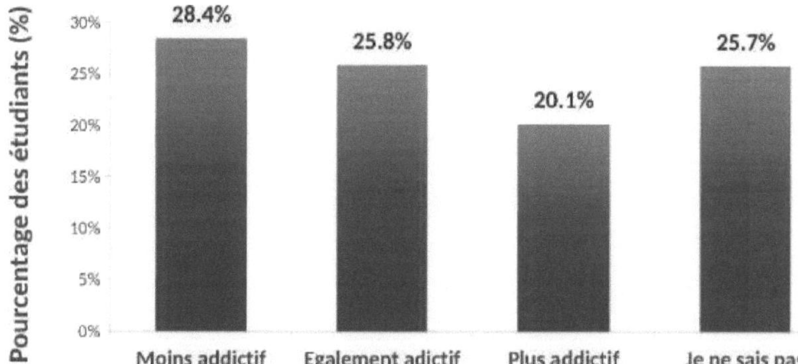

Figura 6: Grau de perceção de dependência do Narguile em comparação com os cigarros entre todos os estudantes (N=194).

2.5.2 Perceção dos danos causados à saúde do Narguile

Dos 196 alunos, fumadores e não fumadores de Narguilé, que responderam à questão que comparava o grau de nocividade do Narguilé em relação ao cigarro, 8,7% achavam que o uso do Narguilé era menos nocivo que o cigarro e 12,8% não sabiam responder à questão. Enquanto 78,6% achavam que era igualmente ou até mais prejudicial do que os cigarros (Figura 7). A frequência de fumadores de Narguilé que achavam que o Narguilé é menos prejudicial à saúde do que os cigarros foi significativamente maior do que a dos não fumadores de Narguilé (14,7% dos fumadores vs. 5,0% dos não fumadores de Narguilé; p=0,01), (Tabela VI).

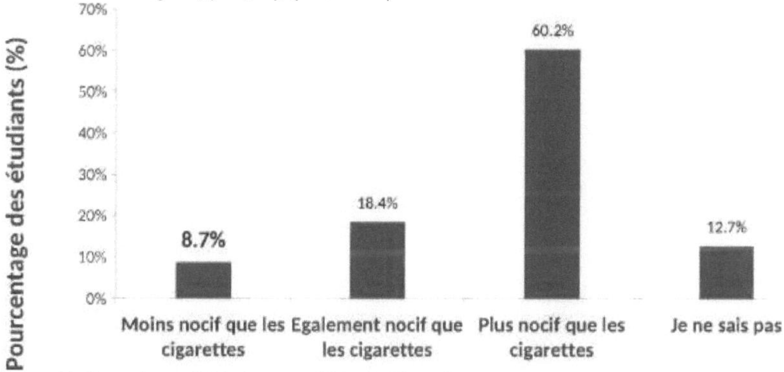

Figura 7: Grau de nocividade percebida do Narguile em comparação com os cigarros entre todos os estudantes (N=196)

2.5.3 Grau de perceção dos efeitos graves do Narguile na saúde

Dos 210 alunos, fumadores e não fumadores de Narguilé, que responderam à questão que mede o grau de perceção dos efeitos graves do Narguilé para a saúde, 8,6% acham que o uso do Narguilé não tem efeitos graves para a saúde e 12,9% acham que tem poucos efeitos graves (Figura 8). Não houve diferença significativa quando se compararam as respostas dos actuais fumadores e não fumadores de Narguilé (11,2% dos actuais fumadores de Narguilé acham que o Narguilé não tem efeitos graves para a saúde vs. 6,6% dos não fumadores de Narguilé; p=0,2), (Tabela V).

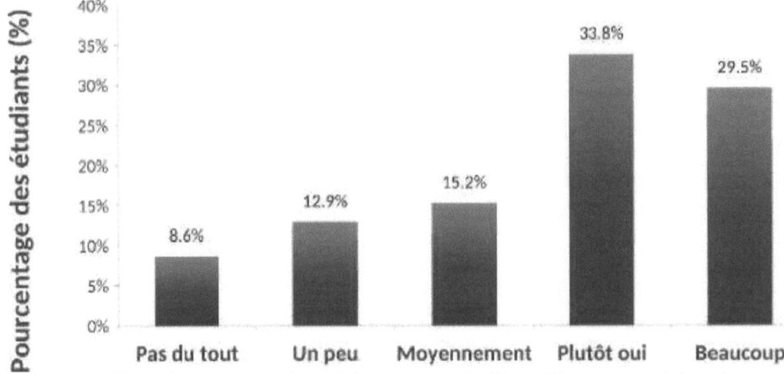

Figura 8: Grau de perceção dos efeitos graves do Narguilé para a saúde entre os fumadores e não fumadores de Narguilé (N=210)

2.5.4 Perceção do grau em que a vida é afetada por problemas de saúde relacionados com a utilização do Narguile

Dos 210 estudantes, fumadores e não-fumadores de Narguile, que responderam à questão que mede a perceção do grau em que os problemas de saúde relacionados com o uso de Narguile afectam as suas vidas, 7,1% consideraram que os problemas de saúde relacionados com o uso de Narguile não afectam de todo a vida dos fumadores, e 9,5% consideraram que afectam pouco a vida dos fumadores (Figura 9). Não houve diferença significativa quando se compararam as respostas dos fumadores actuais de Narguilé com as dos não fumadores (7,9% dos fumadores actuais de Narguilé acham que o Narguilé não afecta nada a vida dos fumadores vs. 6,6% dos não fumadores de Narguilé; p=0,7), (Quadro VI).

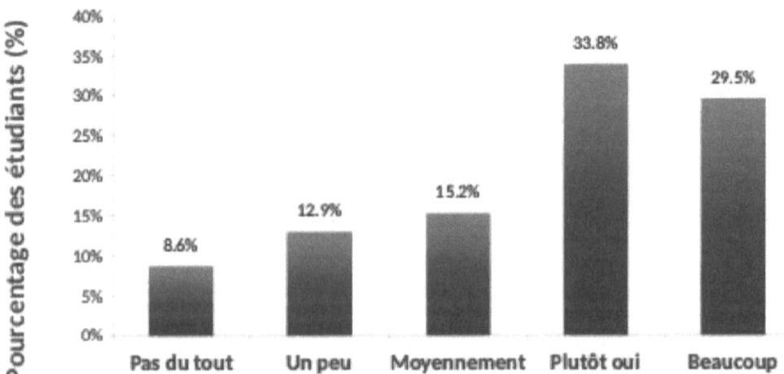

Figura 9: Grau de perceção de que a vida é afetada por problemas de saúde relacionados com Narguile entre fumadores e não fumadores em Narguile (№210)

Quadro VI: Comparação das atitudes dos estudantes em relação ao uso de narguilé em função do estatuto de fumador e não fumador

	Atitudes dos alunos relativamente à utilização de Narguile		P
	Grau de perceção da **dependência** do Narguile em comparação com os cigarros (N= 194)		
Utilização de Narguile	**Menos viciante** **N (% linha)**	**Outra resposta** **N (% linha)**	0,2

Fumador	25 (33,3)	50 (66,7)	
Não fumadores	30 (25,2)	89 (74,8)	
	Grau **de dano** percebido à saúde pelo Narguile em comparação com os cigarros (N= 196)		**0,01**
Utilização de Narguile	**Menos prejudicial N (% linha)**	**Outra resposta N (% linha)**	
Fumador	11 (14,7)	64 (85,3)	
Não fumadores	06 (5,0)	115 (95,0)	
	Grau de perceção dos **efeitos graves** do Narguile na saúde (N= 210)		0,2
Utilização de Narguile	**De modo algum N (% linha)**	**Outra resposta N (% linha)**	
Fumador	10 (11,2)	79 (88,8)	
Não fumadores	08 (6,6)	113 (93,4)	
	Grau de perceção de que os problemas de saúde relacionados com o consumo de narguilé **afectam a vida** (N= 210)		0,7
Utilização de Narguile	**De modo algum N (% linha)**	**Outra resposta N (% linha)**	
Fumador	07 (7,9)	82 (92,1)	
Não fumadores	08 (6,6)	113 (93,4)	

2.5.5 Intenção de iniciar a utilização do Narguile

Dos actuais não fumadores de Narguile que responderam à questão (n=89) sobre a sua intenção de começar a usar Narguile nos próximos 30 dias, 77,6% não tinham qualquer intenção. Por outro lado, 20 alunos (22,4%) tencionavam começar a utilizar Narguile num futuro próximo, com uma intensidade que variava entre "um pouco" e "muito" (Figura 10). A intenção de iniciar o uso do Narguile não foi significativamente diferente entre homens e mulheres (23,1% das mulheres pretendiam iniciar o uso do Narguile vs. 20,8% dos homens; p= 0,8). Não se verificou uma associação significativa entre a idade (p=0,7), o estado civil (p=I,0), o nível de educação universitária (p=0,6), o facto de ser fumador (p= 1,0) e a intenção de iniciar o uso de Narguilé. De igual modo, não se verificou uma associação significativa entre o grau de nocividade percebida (p=0,5) e os efeitos graves para a saúde (p=0,6) do uso do Narguilé e a intenção de iniciar o seu uso (Quadro MI).

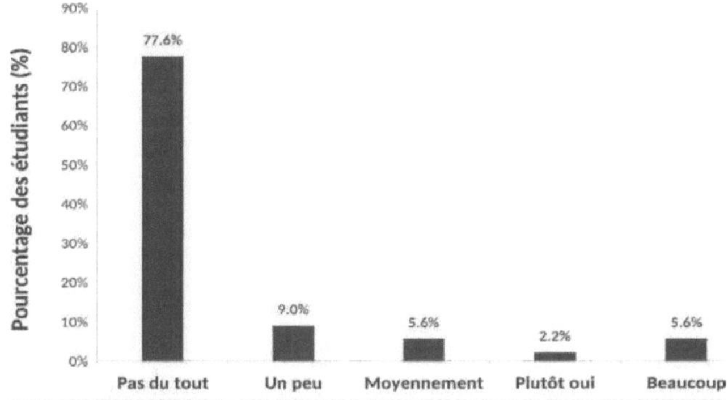

Figure 10 : Intention d'initier l'usage de Narguilé parmi les non-fumeurs (N=89)

Quadro VII: Estudo dos factores associados à intenção de iniciar o consumo de Narguilé em não fumadores de Narguilé

	Intenção de iniciar a utilização do Narguile		
Caraterísticas	**SIM** N(% linha)	**NÃO** N(% linha)	**P**
Género			0,8
Homens	5 (20,8)	19 (79,2)	
Mulher	15 (23,1)	50 (76,9)	
Grupos etários (anos)			0,7
[18-23]	17 (23,6)	55 (76,4)	
>24	3 (17,6)	14 (82,4)	
Estado civil			1,0
Individual	19 (22,4)	66 (77,6)	
Outro estatuto **(Marie, casal, divórcio)**	0 (0,0)	3 (100,0)	
Nível de ensino universitário			0,6
1° ciclo	6 (23,1)	20 (76,9)	
2° ciclo	9 (18,4)	40 (81,6)	
Fumar (cigarros)			1,0
Sim	2 (18,2)	9 (81,8)	
Não	18 (23,1)	60 (76,9)	
Иeðzë de dependência percebida devido ao uso do Narguite (comparando-o com os cigarros)			0,5
Menos viciante do que os cigarros.	3 (13,6)	19 (86,4)	
Outra resposta *("Igualmente viciante"; "mais viciante"; "não sei")*	15 (23,1)	50 (76,9)	
Иeðzë perceção da nocividade do Narguite (comparando-o com os cigarros)			0,5
Menos nocivo do que cigarros	1 (33,3)	2 (66,7)	
Outra resposta *("Igualmente nocivo"; "mais nocivo"; "não sei")*	19 (22,1)	67 (77,9)	
Иeðzë de perceção de efeitos graves do Narguite na saúde.			0,6
De modo algum	2 (33,3)	4 (66,7)	
Outra resposta *((Variando de "um pouco" a "muito")*	18 (21,7)	65 (78,3)	
Perceção da afetação da vida			0,6

por problemas de saúde Hë$ a Pusage de Narguite			
De modo algum	2 (33,3)	4 (66,7)	
Outra resposta (*Variando de "um pouco" a "muito"*)	18 (21,7)	65 (78,3)	
Outros fumadores encorajam-no a fumar Narguile			0,5
Sim	6 (25,0)	18 (75,0)	
Não	12 (19,4)	50 (80,6)	0,8
Acompanhar amigos/familiares em saídas para fumar Narguite			
Sim	10 (21,7)	36 (78,3)	
Não	8 (20,0)	32 (80,0)	
Número de pessoas da família que fumam Narguile			0,5
Pelo menos 1 membro	6 (26,1)	17 (73,9)	
Nenhum membro	12 (19,0)	51 (81,0)	
Número de amigos que fumam Narguile			0,4
Pelo menos 1 amigo	10 (17,9)	46 (82,1)	
Sem amigos	8 (26,7)	22 (73,3)	

2.5.6 A intenção de deixar de utilizar o Narguile

Dos 66 fumadores actuais de Narguilé que responderam à pergunta, 21,2% não tencionavam deixar de fumar Narguilé. Apenas 19,7% pretendiam parar de usar Narguile "muito" (Figura 11). A intenção de deixar de consumir Narguilé esteve significativamente associada à idade (84,2% dos fumadores de Narguilé com idades entre os [18-23] anos pretendiam deixar de fumar vs. 44,4% com idades superiores a 24 anos; p=0,01), à formação universitária (95,5% dos fumadores de Narguilé inscritos em cursos de licenciatura pretendiam deixar de fumar vs. 62,5% inscritos em cursos de pós-graduação; p=0,005). No entanto, a intenção de deixar de usar Narguile não foi significativamente associada à duração do uso de Narguile (p=0,8), nem à pontuação total de dependência de Narguile (SCTS-13) (p=0,9) .

Além disso, a intenção de deixar de consumir Narguilé entre os fumadores que pensavam que o consumo de Narguilé não tinha quaisquer efeitos graves para a saúde era significativamente inferior (33,3%) à dos fumadores de Narguilé que pensavam o contrário (83,3%; p=0,01). Do mesmo modo, a intenção de deixar de consumir Narguilé entre os fumadores que pensavam que os problemas de saúde ligados ao consumo de Narguilé não afectavam de todo a vida do fumador era significativamente inferior (25,0%) à dos fumadores de Narguilé que pensavam o contrário (82,3%); p=0,02). Por outro lado, o facto de já ter tentado deixar de consumir Narguilé não se associou significativamente à intenção de deixar de consumir Narguilé (86,4% dos que já tinham tentado deixar de consumir Narguilé tinham intenção de deixar de consumir Narguilé, contra 75% dos que não tinham tentado deixar de consumir Narguilé; p=0,4), (Quadro VIII).

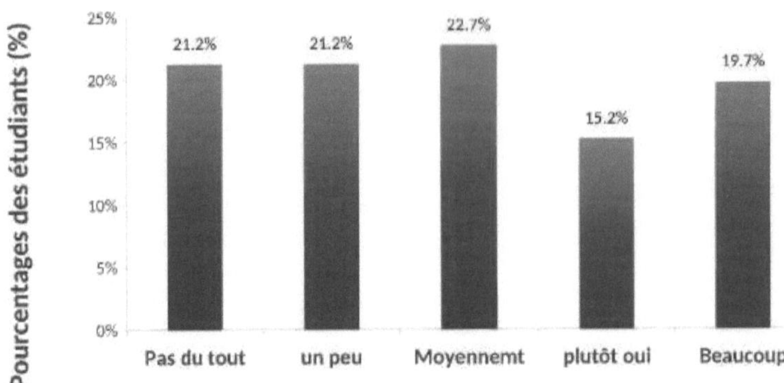

Figura 11: Intenção de deixar de usar Narguile entre os fumadores actuais **(N=66)**

Quadro VIII: Estudo dos factores associados à intenção de deixar de consumir Narguilé entre os actuais fumadores de Narguilé

	Intenção de deixar de utilizar o Narguile		
Caraterísticas	**SIM N (% linha)**	**NO N (% linha)**	**P**
Género			0,5
Homens	29 (76,3)	9 (23,7)	
Mulher	23 (82,1)	5 (17,9)	
Grupos etários (anos)			**0,01**
[18-23]	48 (84,2)	9 (15,8)	
>24	4 (44,4)	5 (55,6)	
Estado civil			1,0
Individual	50 (78,1)	14 (21,9)	
Outro estatuto **(Marie, casal, divórcio)**	1 (100,0)	0 (0,0)	
Nível de ensino universitário			**0,005**
1° ciclo	21 (95,5)	1 (4,5)	
2° ciclo	20 (62,5)	12 (37,5)	
Иuzëe utilização de Narguile (em anuidades)			0,8
Mediana [IQR]*	3,0 [2,0-6,0]	3,5 [2,75-4,25]	
Pontuação total de dependência para Narguile (SCTS-13)			0,9
Mediana [IQR]*	6,0 [2,0-11,0]	6,0 [4,0-10,0]	
Fumar (cigarros)			0,8
Sim	28 (77,8)	8 (22,2)	
Não	24 (80,0)	6 (20,0)	0,7
Иeдzë perceção de dependência devido ao uso do Narguite (comparando-o			

aos cigarros)			
Menos viciante do que os cigarros	15 (83,3)	3 (16,7)	
Outra resposta *("Igualmente viciante"; "mais viciante"; "não sei")*	28 (77,8)	8 (22,2)	
Иеðзë da perceção de nocividade do Narguite (em comparando-o com os cigarros)			0,4
Menos nocivo do que cigarros	7 (70,0)	3 (30,0)	
Outra resposta *("Igualmente prejudicial"; "mais prejudicial"; "Não sei")*	36 (81,8)	8 (18,2)	**0,01**
Иеðзë de perceção de efeitos graves do Narguite para a saúde			
De modo algum.	2 (33,3)	4 (66,7)	
Outra resposta *("um pouco" até "muitos")*	50 (83,3)	10 (16,7)	**0,02**
Perceção do grau em que a vida é afetada por problemas de saúde* relacionados com *o consumo de drogas Narguite			
De modo algum	1 (25,0)	3 (75,0)	
Outra resposta *(Variando de "um pouco" a "muito")*	51 (82,3)	11 (17,7)	
Tem eззayë para parar de usar Narguite			0,4
Sim	19 (86,4)	3 (13,6)	
Não	24 (75,0)	8 (25,0)	

*IQR]: Intervalo interquartil

Quanto ao grau de motivação para deixar de consumir Narguile nos próximos 30 dias, 19,7% (de 66 inquiridos) não estavam nada motivados, em comparação com uma maioria de 80,3% que estavam motivados, com graus que variavam entre "um pouco" e "muito" (Figura 12).

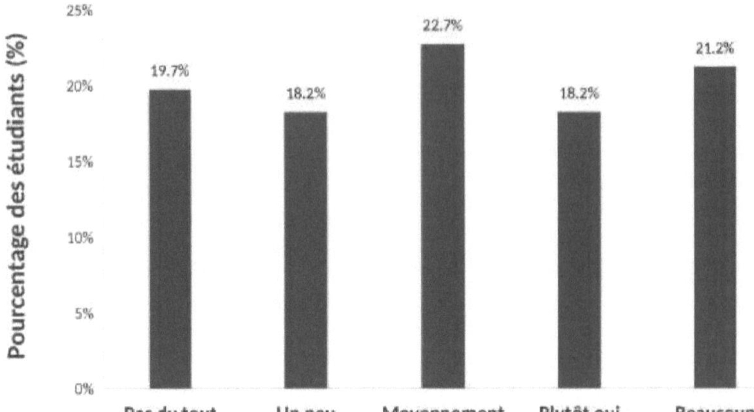

Figura 12: Nível de motivação para deixar de consumir Narguile nos próximos 30 dias entre os fumadores actuais (N=66)

2.5.7 A intenção de reduzir a frequência de utilização do Narguile :

Dos 66 fumadores actuais de Narguilé que responderam à questão, 21,2% não tinham qualquer intenção de reduzir a frequência do uso de Narguilé nos próximos 30 dias. Enquanto 78,8% tinham essa intenção, com graus que variavam de "um pouco" a "muito" (Figura 13).

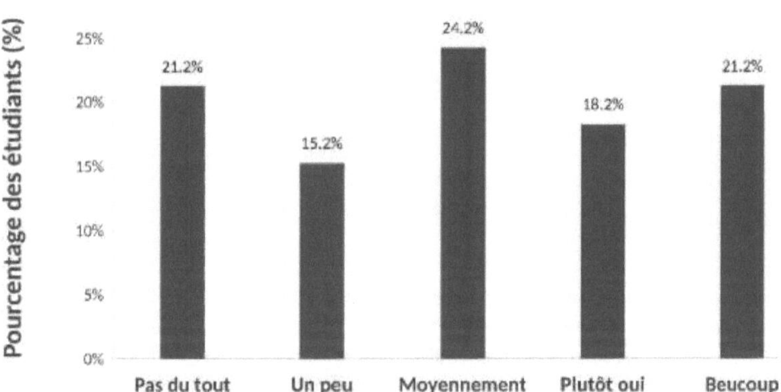

Figura 13: Intenção de reduzir a frequência do consumo de narguilé nos próximos 30 dias entre os fumadores actuais (N=66)

3. Fumar cigarros

3.1 Prevalência do consumo de cigarros

Um total de 67 dos 210 participantes referiu ser fumador atual de cigarros, o que representa uma prevalência de 31,9% (IC95% [25,7 - 38,6]). Destes, 37 (55,2%) fumavam diariamente (Figura 14). A frequência de consumo exclusivo de cigarros (não associado ao Narguile) foi de 7,6% (n=16) com IC95% [4,7 - 12,0].

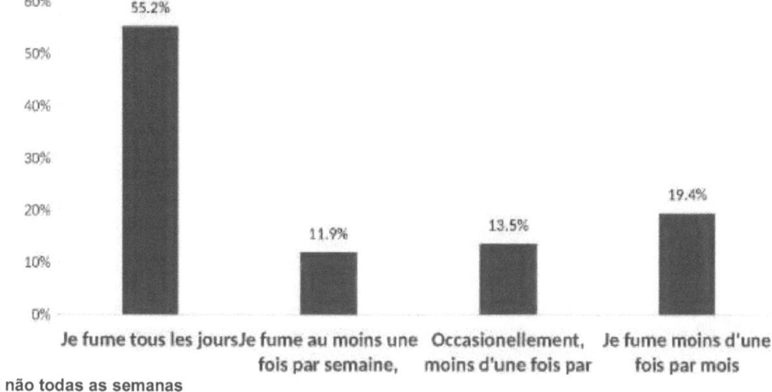

Figura 14: Repartição dos actuais fumadores de cigarros por frequência de consumo consumo (N=67)

Dos 210 participantes, 131 afirmaram nunca ter fumado cigarros, o que representa uma prevalência de 62,4% (IC95% [56,2 - 68,6]).

Doze estudantes, ou seja, 5,7% (IC 95% [2,9 - 9,0]), afirmaram que costumavam fumar cigarros mas que tinham deixado de o fazer.

3.2 Frequência do consumo de cigarros por caraterísticas sócio-demográficas :

A Tabela IX apresenta os resultados do estudo da associação entre o consumo atual de cigarros e nunca ter fumado cigarros, com as caraterísticas sócio-demográficas dos alunos.

Os factores significativamente associados ao consumo de cigarros foram o sexo (p= 0,002) e a idade (p=0,02) (quadro IX).

3.2.1 Consumo de cigarros por sexo

O sexo masculino foi significativamente associado ao consumo de cigarros (44,4% nos homens vs. 24,0% nas mulheres; OR=2,5; p= 0,002). [3]A frequência de mulheres que nunca fumaram cigarros foi significativamente maior do que a dos homens (OR= 3,2; p < 10'), (tabela IX).

3.2.2 Consumo de cigarros por grupo etário

Verificou-se uma diferença significativa no consumo de cigarros por grupo etário (30,0% dos fumadores com idades entre os [18 e os 20] vs. 39,4% dos fumadores com idades entre os [21 e os 23] vs. 12,9% dos fumadores com 24 ou mais anos; p=0,02). A frequência de nunca ter fumado cigarros foi significativamente maior entre os estudantes com idade >24 anos (OR=2,9 [1,02-8,5]; p=0,01), (tabela IX).

3.2.3 Consumo de cigarros por estado civil

Não houve diferença significativa no consumo de cigarros entre estudantes solteiros e estudantes com outro estado civil (p=0,3). Nunca ter fumado cigarros também não foi significativamente associado ao estado civil (p=0,3), (tabela IX).

3.2.4 Consumo de cigarros por nível de escolaridade

Não se registou diferença significativa no consumo de cigarros entre licenciados e pós-graduados (27,1% licenciados vs. 32,1% pós-graduados, p=0,5). O facto de nunca ter fumado cigarros não esteve significativamente associado ao nível de escolaridade (p=0,8), (tabela IX).

Quadro IX: Estudo dos factores sociodemográficos associados ao estatuto de fumador de cigarros (fumador atual versus nunca fumador)

Situação do consumo de cigarros					
Fumador atual (N= 67) Nunca fumou (N=131)					
Caraterísticas de estudantes	**N%ORPN%ORP (linhas) (linhas)**				
Género	**0,002 <IO-[3]**				
Homens	3644 ,	42,5 [1,4-4,5]	3745 ,7	.ref	
Mulheres	3124.0 .	ref9472 .	93.2 [I.8-5.7]		
Grupos etários (anos)	**0, 020,01**				
[18-20]	2430.	02.9 [0.9-9.2]	5163	.8	.ref
[21-23]	3939,	44,4 [1,4-13,5]	5454	,	50,7 [0.4-1.3]
> 24	412 .9 .	ref2683 .	92.9 [1.02-8.5]		
Estado matrimonial *	0, 30,3				
Individual	6632,	5-12561 ,	6-		
Outros	**00, 04100**				
Nível de estudos*	**0, 50,8**				
[er]I ciclo	1927,	1-4564 ,	3-		
[eme]2 ciclo	3632,	17062 ,5			

**: dados em falta; .ref: categoria de referência*

3.3 Dependência de cigarros de acordo com a pontuação de Fagerstrom

Entre os fumadores actuais de cigarros (N=67) que responderam à escala de dependência de Fagerstrom, 6 alunos (9,0%) declararam fumar o primeiro cigarro nos primeiros 5 minutos após acordar; 14 (20,9%) têm dificuldade em deixar de fumar em locais onde é proibido; 47 (70,1%) têm mais dificuldade em deixar de fumar o primeiro cigarro de manhã; 7 (10,5%) fumam em média 21 ou mais cigarros por dia; 14 (20,9%) fumam mais rapidamente de manhã do que durante o resto do dia e 19 (28,4%) fumam mesmo quando estão doentes (ao ponto de terem de ficar na cama durante a maior parte do dia), (Quadro X).

Quadro X: Repartição das respostas dos actuais fumadores de cigarros de acordo com os diferentes itens da escala de dependência de Fagerstrom, (N=67)

Pontuação de Fagerstrom				
FAGERSTROM 1 Quanto tempo depois de acordar fuma o seu primeiro cigarro?	**Dentro de 5 primeiros minutos** N (%) 6 (9,0)	**Entre 6 e 30 minutos** N (%) 10 (14,9)	**Entre 31 e 60 minutos** N (%) 10 (14,9)	**Mais de 60 minutos** N (%) 41 (61,2)
FAGERSTROM 2 Tem dificuldade em abster-se de fumar em locais onde é proibido?	**SIM** 14 (20,9)		**NÃO** 53 (79,1)	
FAGERSTROM 3 Qual é o cigarro do dia que lhe seria mais difícil de deixar de fumar?	**Logo pela manhã** 47 (70,1)		**Qualquer outro** 20 (29,9)	
FAGERSTROM 4 Quantos cigarros fuma por dia, em média?	**31 ou mais** 1 (1,5)	**21a30** 6 (9,0)	**lla20** 18 (26,9)	**10 ou menos** 42 (62,7)
FAGERSTROM 5 Fuma mais frequentemente de manhã cedo do que durante o resto	**SIM** 14 (20,9) **SIM**		**NÃO** 53 (79,1) **NÃO**	

do dia?	19 (28,4)	48 (71,6)
FAGERSTROM 6		
Fuma quando está doente, ao ponto de ter de ficar na cama a maior parte do dia?		

O escore médio de Fagerstrom foi de 2,6 ± 2,2, com extremos variando de 0 a 10. O intervalo interquartil da pontuação foi [1 - 4], indicando que 75% dos fumadores de cigarros tinham uma pontuação < 4 (Figura 15).

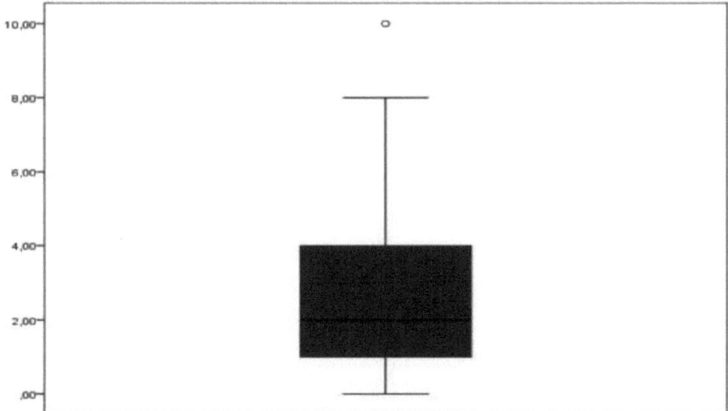

Figura 15: Gráfico de caixa da pontuação de Fagerstrom

No total, 27 alunos fumadores de cigarros (40,3%) eram dependentes da Nicotina, com um nível de dependência que variava entre "Fraca" e "Forte" dependência. De todos os alunos que fumavam cigarros (N=67), 5 eram fortemente dependentes (7,5%) (Figura 16).

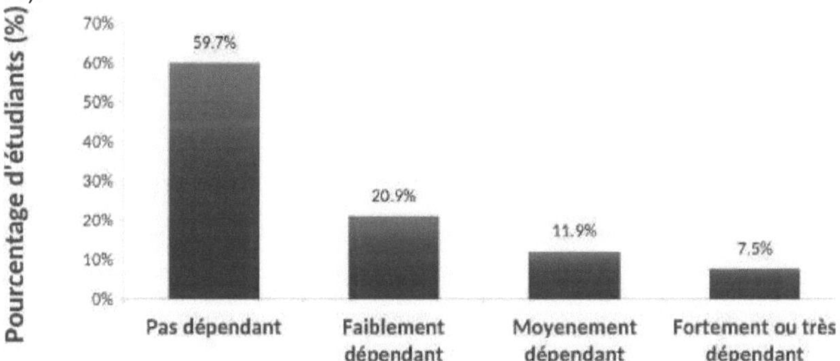

Figura 16: Distribuição dos actuais fumadores de cigarros de acordo com o seu nível de dependência da nicotina, com base na pontuação de Fagerstrom (N=67)

Os factores significativamente associados à dependência da nicotina entre os fumadores actuais de cigarros, de acordo com a pontuação de Fagerstrom, foram o sexo masculino (OR= 4,3 [1,5-12,5]; p= 0,006), a idade > 24 anos (OR= 2,7 [1,9-3.8]; p= 0,02), o facto de fumar um cigarro eletrónico e um cigarro tradicional ao mesmo tempo (OR= 7,3 [1,9-28,9]; p= 0,03) e o facto de fumar outras formas de tabaco (como charutos, *Midwakh* ou charutos aromatizados) e um cigarro tradicional ao mesmo tempo

(OR= 3,3 [1,02-10,3]; p= 0,04), (Quadro XI).

Quadro XI: Estudo dos factores associados à dependência da nicotina na fumadores actuais de cigarros por pontuação de Fagerstrom (N=67)

	Dependência de nicotina de acordo com Pontuação de Fagerstrom			
Caraterísticas	**SIM** *("Baixo" para "Fortemente" dependente)* **N(% linha)**	**NÃO** **N (% linha)**	**OU [IC95%]**	**P**
Género				**0,006**
Homens	20 (55,6)	16 (44,4)	4,3 [1,5-12,5]	
Mulher	07 (22,6)	24 (77,4)	.ref	
Grupos etários				**0,02**
(anos) [18-23]	23 (36,5)	40 (63,5)	.ref	
>24	04 (100,0)	0 (0,0)	2,7 [l,9-3,8]	
Estado civil*				
Solteiro	27 (40,9)	39 (59,1)		
Outro estatuto **(Marie, casal, divórcio)**	0 (0,0)	0 (0,0)		
Nível de educação				0,8
universidade* licenciatura	09 (47,4)	10 (52,6)		
2º ciclo	16 (44,4)	20 (55,6)		
Fumar				0,1
Narguilé e cigarros ao mesmo tempo				
Sim	23 (45,1)	28 (54,9)		
Não	04 (25,0)	12 (75,0)		
Fumar cigarros electrónicos e cigarros tradicionais ao mesmo tempo*				**0,03**
Sim	12 (75,0)	04 (25,0)	7,3 [1,9-28,9]	
Não	09 (29,0)	22 (71,0)	.ref	
Fumar outras formas de tabaco e cigarros tradicionais ao mesmo tempo*				**0,04**
Sim	22 (48,9)	23(51,1)	3,3 [1,02-10,3]	
Não	05 (22,7)	05 (22,7)	.ref	

**: dados em falta; .ref: categoria de referência*

3.4 Frequência de fumadores de cigarros que já tentaram deixar de fumar

Dos 67 fumadores de cigarros, 43 (64,2%) tinham tentado deixar de fumar anteriormente. Não houve diferença significativa consoante o sexo (72,2% dos homens tinham tentado deixar de fumar vs. 54,8% das mulheres; p= 0,1). O facto de ter tentado deixar de fumar cigarros não foi significativamente associado à perceção dos efeitos graves do tabaco na saúde (p= 0,2). Do mesmo modo, a perceção do grau em que os problemas de saúde relacionados com o tabaco afectavam a vida dos fumadores não estava significativamente associada ao facto de terem tentado deixar de fumar (p=0,9).

3.5 Atitudes dos estudantes em relação ao consumo de cigarros

Os resultados da comparação das atitudes dos alunos em relação ao consumo de cigarros de acordo com o estatuto de fumador e não fumador são apresentados no Quadro XII.

3.5.1 Perceção dos efeitos graves dos cigarros para a saúde

Dos 210 estudantes, fumadores e não fumadores, que responderam à questão sobre o grau de perceção dos efeitos graves do tabaco na saúde, apenas 3,8% consideraram que o tabaco não tem efeitos graves na saúde e 1,4% consideraram que tem alguns efeitos graves (Figura 17). Não houve diferença significativa quando se compararam as respostas dos fumadores actuais e dos não fumadores (6,0% dos fumadores actuais achavam que o tabaco não tem efeitos graves para a saúde vs. 2,8% dos não fumadores; p=0,2), (Quadro XII).

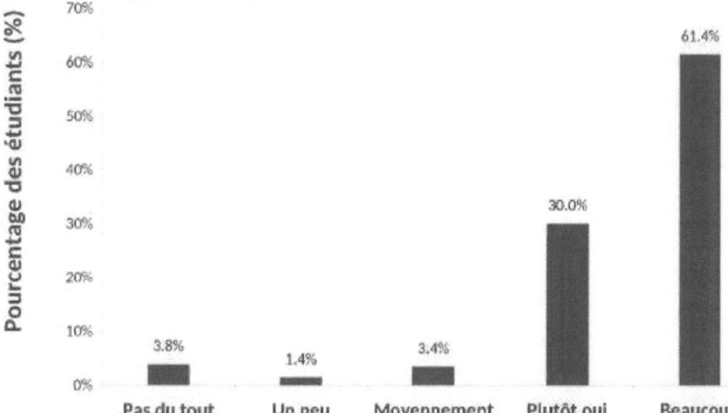

Figura 17: Grau de perceção dos efeitos graves do tabagismo para a saúde entre os fumadores de cigarros e os não fumadores (N=210)

3.5.2 Grau de perceção de que os problemas de saúde relacionados com o tabagismo afectam a vida

Dos 210 estudantes, fumadores e não fumadores, que responderam à pergunta sobre o grau de perceção em que os problemas de saúde relacionados com o tabagismo afectam as suas vidas, apenas 2,4% consideraram que os problemas de saúde relacionados com o tabagismo não afectam de todo a vida dos fumadores, e 2,4% consideraram que afectam pouco a vida dos fumadores (Figura 18). Não houve diferença significativa quando se compararam as respostas dos fumadores actuais e dos não fumadores (4,5% dos fumadores actuais achavam que o tabaco não afectava de todo a vida dos fumadores vs. 1,4% dos não fumadores; p=0,3), (Quadro XII).

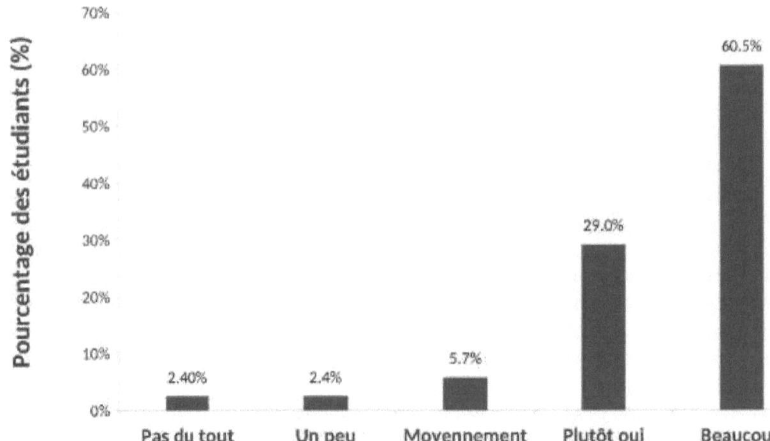

Figura 18: Perceção dos fumadores e dos não fumadores sobre a forma como os problemas de saúde relacionados com o tabagismo afectam as suas vidas (N=210)

Quadro XII: Comparação das atitudes dos alunos em relação ao consumo de cigarros em função do estatuto de fumador e de não fumador

	Atitudes dos estudantes em relação ao consumo de cigarros		**P**
	Grau de perceção dos efeitos **graves** do tabagismo na saúde (N= 210)		0,2
Fumar cigarros	**De modo algum N (% linha)**	**Outra resposta N (% linha)**	
Fumador	04 (6,0)	63 (94,0)	
Não fumadores	04 (2,8)	139 (97,2)	
	Grau de perceção de que os problemas de saúde relacionados com o tabagismo **afectam a vida** (N= 210)		0,3
Fumar cigarros	**De modo algum N (% linha)**	**Outra resposta N (% linha)**	
Fumador	03 (4,5)	64 (95,5)	
Não fumadores	02 (1,4)	141 (98,6)	

3.5.3 Intenção de começar a fumar cigarros

Dos actuais não fumadores de cigarros que responderam à questão (n=143) sobre a sua intenção de começar a fumar no próximo ano, 134 (93,7%) não tinham essa intenção. Enquanto 9 estudantes (6,3%) tencionavam começar a fumar em breve, com uma intensidade que variava entre "um pouco" e "moderadamente" (Figura 19). A intenção de começar a fumar no próximo ano não foi significativamente associada ao uso de Narguile (7,9% dos fumadores exclusivos de Narguile (n=38) tencionavam começar a fumar no próximo ano vs. 5,7% dos não fumadores de Narguile (n=105), p=0,7).

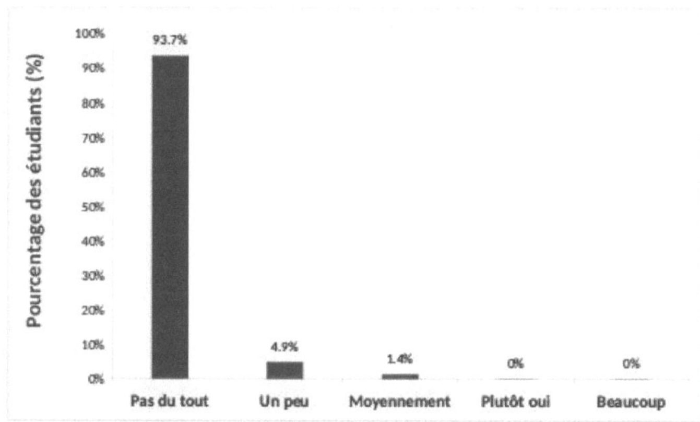

Figura 19: Intenção dos não fumadores de começar a fumar no próximo ano fumadores (N=143)

3.5.4 Intenção de deixar de fumar cigarros :

Dos 67 fumadores de cigarros actuais, 94% tencionavam deixar de fumar cigarros, com uma intensidade que variava entre "um pouco" e "muito" (Figura 20). A maioria (88,0%) dos fumadores de cigarros afirmou estar motivada para deixar de fumar nos próximos 30 dias, com uma intensidade que variava entre "um pouco" e "muito" (Figura 21). Do mesmo modo, a maioria (89,6%) dos fumadores de cigarros tencionava reduzir a sua frequência de consumo de tabaco nos próximos 30 dias, com uma intensidade que variava entre "um pouco" e "muito" (Figura 22).

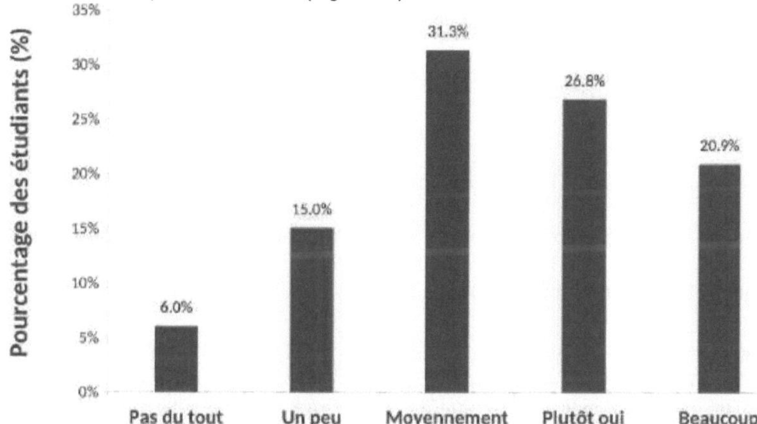

Figura 20: Intenção dos fumadores actuais de deixar de fumar (N=67)

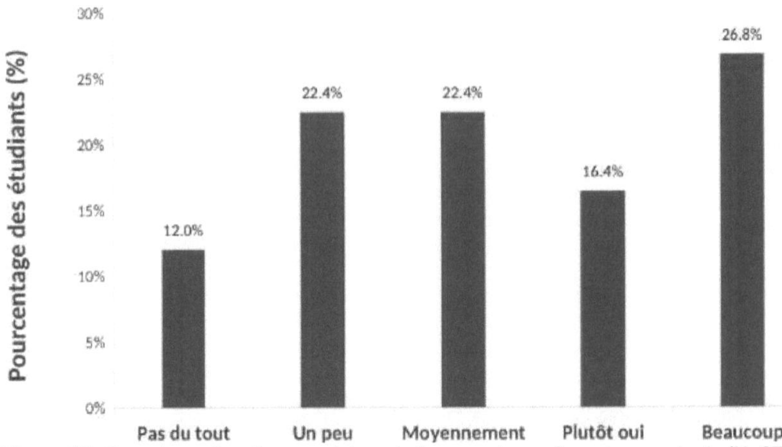

Figura 21: Grau de motivação para deixar de fumar entre os fumadores actuais (N=67)

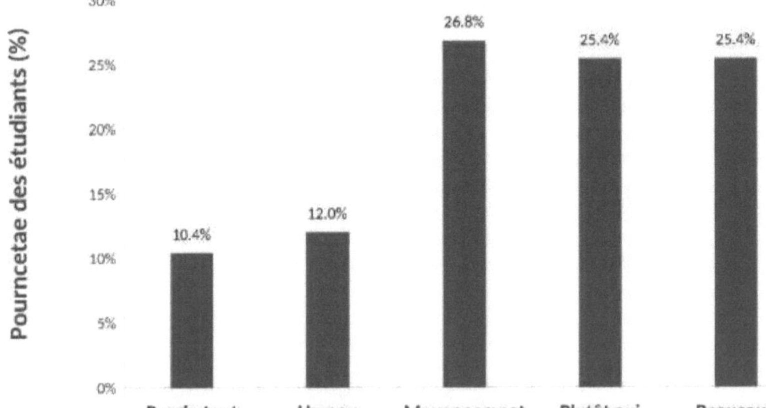

Figura 22: Intenção dos fumadores actuais de reduzir a frequência do consumo de tabaco (N=67)

4. Utilização de outras formas de tabaco

Um total de 91 estudantes (43,3%, IC95% [37,1 - 50,0]) referiu ter utilizado um cigarro eletrónico pelo menos uma vez na vida. Vinte e oito estudantes (13,3%, IC95% [9,4 - 18,6]) eram fumadores actuais de cigarros electrónicos, a maioria dos quais (71,4%, n=20) fumava menos de uma vez por mês (Figura 23).

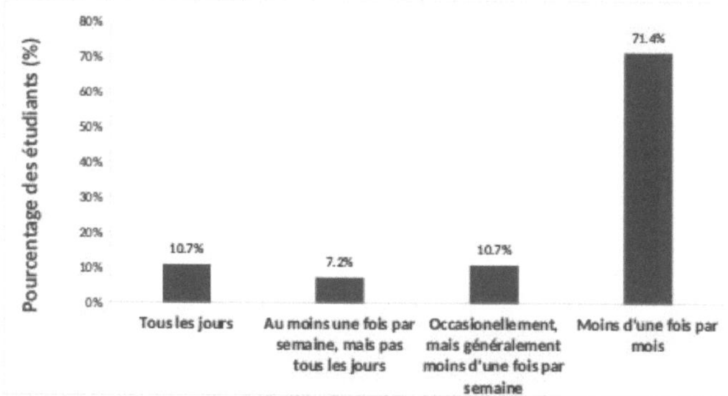

Figura 23: Repartição dos estudantes fumadores de cigarros electrónicos por frequência de utilização (N=28)

A frequência de consumo de outras formas de tabaco (como charutos, *midwakh,* charutos aromatizados) foi de 22,9% (n=48) com um IC 95% [17,6 - 28,6], dos quais mais de metade (56,3%; n= 27) fumava estas formas de tabaco todos os dias (Figura 24).

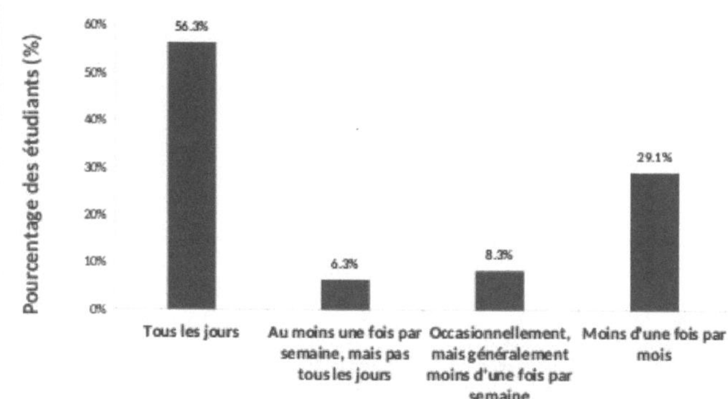

Figura 24: Repartição dos estudantes que fumam outras formas de tabaco por frequência de consumo (N=48)

4 DISCUSSÃO

Os resultados do nosso estudo permitiram estimar a frequência dos estudantes que fumam as duas formas de tabaco em geral. A prevalência do Narguile foi muito elevada, sendo que mais de um em cada 3 estudantes (42,4%) era fumador. ^{3}Esta prevalência foi significativamente mais elevada nos homens (p <10'). Os factores que foram significativamente associados a uma pontuação mais elevada de dependência do Narguilé no SCTS-13 foram a preparação do seu próprio Narguilé (p=0,04) e fumar Narguilé e cigarros ao mesmo tempo (0,01). Mais de um quinto (21,5%) pensava que o Narguilé era menos nocivo do que os cigarros e 21,2% não tinham intenção de deixar de fumar Narguilé. A prevalência do consumo de cigarros também foi elevada, com quase um em cada 3 estudantes a ser fumador (31,9%), com uma prevalência significativamente mais elevada entre os homens (P<0,01).

1. Pontos fortes e limitações do estudo

Um dos pontos fortes do nosso estudo é o facto de ser um dos poucos estudos que estimou a prevalência do consumo de Narguilé entre os jovens adultos na Tunísia e, sobretudo, que avaliou o grau de dependência da nicotina utilizando o instrumento do Syrian Center for Tobacco Studies-13 (SCTS-13) para o consumo de Narguilé. Trata-se de um novo instrumento que foi recentemente proposto e validado em 2020 por MM Alam et al [17] e o nosso estudo foi um dos poucos a utilizar esta pontuação para avaliar o nível de dependência da nicotina entre os fumadores de Narguilé.

Também nos interessava estudar o grau de perceção que estes jovens têm dos malefícios do tabaco, para compreender as suas atitudes e tentar explicar este comportamento.

Além disso, realizámos o nosso estudo com uma amostra de 210 alunos, o que é considerado aceitável para interpretar os resultados com um bom poder e precisão.

No entanto, como qualquer trabalho científico, o nosso estudo tem algumas limitações. O método utilizado para recolher os dados baseou-se na participação voluntária e não nos permitiu recrutar uma amostra representativa dos alunos, o que poderia constituir um viés de seleção.

2. Discussão dos resultados

2.1 A utilização do Narguile

No nosso estudo, mais de um terço dos estudantes eram fumadores de Narguilé (42,4%), o que representa uma prevalência elevada.

De acordo com uma revisão sistemática da literatura publicada em 2018, que analisou a prevalência e as tendências do consumo de narguilé em 68 países em todo o mundo, a prevalência foi mais elevada nos países do Mediterrâneo Oriental, com prevalências de até 37,2% entre os jovens libaneses [4].

Noutro estudo realizado em três países da região do Mediterrâneo Oriental em 2016, envolvendo o Egito, a Jordânia e a Palestina, a proporção de fumadores de Narguilé foi de 73,8% no Egito, 68,4% na Jordânia e 63,2% na Palestina. Estas prevalências eram muito elevadas e excediam as encontradas no nosso estudo [18]. Da mesma forma, de acordo com os resultados de um estudo realizado no Qatar em 2022, que mediu a prevalência do fumo de narguilé entre estudantes universitários, o narguilé foi o produto de tabaco mais comumente consumido com uma prevalência de 70,6% [19], o que representou uma frequência alarmante e excedeu a encontrada em nosso estudo.

Outros estudos realizados em 2019 e 2020 entre estudantes universitários na Arábia Saudita constataram que as prevalências de tabagismo em Narguile eram ligeiramente inferiores às nossas, com 22,8% em 2019 e 34% em 2020 [20,21].

Noutro estudo realizado nos Emirados Árabes Unidos em 2018, que analisou o conhecimento, as crenças e os preditores psicossociais do tabagismo no Narguile, a prevalência do tabagismo no Narguile foi de 38,9% e 44,9% afirmaram ter

experimentado o Narguile pelo menos uma vez [22].
No mundo ocidental e na Europa, foram realizados vários estudos para investigar o tabagismo entre os jovens. Num estudo transversal multicêntrico realizado na Alemanha e na Hungria em 2018, foram recolhidos dados sobre vários aspectos do comportamento de saúde junto de estudantes de medicina. A prevalência do tabagismo foi de 18,0% e a prevalência do uso de narguilé foi de 4,8% [23].
No Reino Unido, foi efectuado um estudo em 6 universidades britânicas com 2217 estudantes, utilizando um questionário em linha, em 2015. A prevalência de fumadores de Narguile foi de 14,3% [24].
Esta elevada prevalência do consumo de narguilé nos países árabes e orientais pode ser explicada pela revolução e pela mudança das normas sociais, com uma aceitação crescente desta forma de fumar. Assim, o narguilé está enraizado na cultura social e tradicional de muitos países árabes e orientais, incentivando o seu consumo regular. Além disso, o Narguile é muitas vezes facilmente acessível em cafés e locais sociais, representando locais de convívio que encorajam o consumo em grupo e contribuem para a sua crescente popularidade.
Do mesmo modo, a publicidade e o marketing agressivos podem influenciar os jovens a começar a fumar Narguilé, aumentando a sua prevalência. Em 2022, foi realizado um estudo nigeriano entre estudantes para investigar o papel moderador das redes sociais na normalização do Narguilé. Este estudo mostrou que a relação entre a intenção e a impulsividade de fumar Narguile era mais forte entre os jovens que estavam fortemente expostos a mensagens dos meios de comunicação social sobre o consumo de tabaco. Este resultado específico sugere que as mensagens das redes sociais que incentivam o consumo de Narguilé podem aumentar o desejo de fumar entre os jovens [25].
Além disso, a perceção de baixo risco ou mesmo a perceção errónea de que o Narguile é menos nocivo do que os cigarros também pode incentivar o seu consumo entre os jovens [22,26-28].
Estes resultados foram consistentes com os encontrados num estudo realizado nos Emirados Árabes Unidos em 2018. O estudo dos factores associados à dependência do Narguile mostrou uma relação positiva significativa entre dependência, prazer, interação social, hábito e comportamento tabágico dos pais. O mesmo estudo destacou a interação social como um dos principais factores que influenciam o comportamento de fumar Narguile. Os estudantes tinham tendência para fumar Narguile quando estavam envolvidos em interações sociais em cafés e outros locais. De facto, na maioria dos países árabes, fumar Narguilé não é estigmatizado e é considerado mais aceitável do que fumar cigarros [22].
Estes resultados também foram encontrados num estudo jordano realizado em 2021 [29]. Os estudantes que participaram neste estudo consideraram que fumar Narguile não só era considerado socialmente aceite, mas também uma parte importante e essencial das suas actividades de convívio social. A aceitabilidade geral do Narguile pode ter sido alcançada devido à crescente popularidade deste comportamento na Jordânia. O narguilé estava presente na ementa de quase todos os restaurantes da Jordânia. Como indicado por 35,4% dos fumadores de Narguilé neste estudo, os locais públicos eram os principais locais onde se fumava Narguilé.
Além disso, a nível nacional, os principais estudos realizados sobre o tabagismo na Tunísia foram o inquérito nacional "Tunisian Health Examination Survey-2016" [30], o inquérito nacional "Global Youth Tobacco Survey" (GYTS Survey Tunisia 2017)[31] e o último inquérito, o MedSPAD III "Mediterranean School Project on Alcohol and Other Drugs" em 2021[32]. Os principais resultados destes inquéritos estão resumidos no Quadro XIII.

De acordo com o inquérito nacional "Tunisian Health Examination Survey-2016", a prevalência global do consumo de narguilé entre a população com mais de 15 anos foi muito baixa, de 1,6% (3,1% entre os homens e 0,2% entre as mulheres) (quadro I). Nos dois outros inquéritos realizados entre os jovens, a prevalência foi de 7,2% (GYTS 2017) e 19,9% (MEDSAPD 2021) (quadro XIII).
Estas prevalências baixas, em comparação com os nossos resultados, podem ser explicadas pelo facto de terem sido estudados grupos etários diferentes nestes estudos em comparação com os nossos. Nos estudos GYTS e MEDSPAD, a população estudada era mais jovem, com idades compreendidas entre os 13 e o máximo de 18 anos, enquanto que no nosso estudo, a população tinha idades compreendidas entre os 18 e os 34 anos. Além disso, o modo de recolha de dados era diferente, com um questionário auto-administrado presencialmente nestes dois estudos, enquanto que no nosso estudo o questionário era online. Este facto pode minimizar o viés de auto-relato, uma vez que o participante se sente mais seguro e confortável a responder em linha do que pessoalmente.

Quadro XIII: Principais inquéritos sobre a prevalência do tabagismo na Tunísia

	Inquérito nacional "Tunisian Health Examination Survey - 2016" THES 2016	**Inquérito MedSPAD III "Projeto Escolar Mediterrânico sobre Álcool e Outras Drogas" 2021**	**Inquérito nacional sobre o tabagismo entre os jovens nas escolas públicas (Inquérito GYTS Tunísia 2017)**
Prevalência* de fumar em percentagem	População com 15 anos tem 30 anos: **25,2**	**	População com 13 anos tem 15 anos de idade: **11,7**
Prevalência* do tabagismo por género em percentagem	Homens Mulheres **47, 82,2**	**	Homens Mulheres **19, 24,6**
Utilização de cigarros em percentagem	Na população com 15 anos ou mais mais : **22,3**	População com 16 anos tem 18 anos de idade: **24,8**	População com 13 anos tem 15 anos de idade: **7,8**
Consumo de cigarros por sexo em percentagem	Homens Mulheres **43, 32,0**	Homens Mulheres **41, 114,1**	Homens Mulheres **14, 41,6**
Utilização de narguile em percentagem	Na população com 15 anos ou mais **1,6**	População com 16 anos tem 18 anos de idade: **19,9**	População com 13 anos tem 15 anos: **7,2**
Consumo de óleo por sexo em percentagem	Homens Mulheres **3, 10,2**	Homens Mulheres **36, 69,3**	Homens Mulheres **132,8**

*Prevalência pelo menos uma vez na vida
**Não existem dados

[3]Relativamente à prevalência do uso de Narguilé por género, de acordo com os resultados do nosso estudo, o género masculino esteve significativamente associado ao uso de Narguilé (60,5% nos homens vs. 31,0% nas mulheres; OR=3,4; p <10').
De acordo com um estudo realizado no Líbano em 2022, que incluiu 1.117 estudantes selecionados em várias universidades do país. O Narguile foi significativamente mais frequente nos homens (40,3% versus 29,8%; p <0,001). Aos 11 anos de idade, os homens usaram Narguile significativamente mais do que as mulheres (6,0% versus

2,2%; p<0,001) [33].
Esta predominância masculina na utilização do Narguile explica-se em parte pelas normas sociais dos países árabes e da região do Mediterrâneo Oriental, que favorecem frequentemente a utilização do Narguile pelos homens e o consideram uma atividade socialmente aceite e valorizada para reforçar os laços sociais [34]. Isto também pode ser explicado pelo acesso mais fácil a cafés e outros locais sociais onde o Narguile está disponível, e pelo facto de passarem tempo livre com os seus pares sem as restrições e a vigilância que as mulheres sentem mais do que os homens. Além disso, os homens consideram que fumar pode contribuir para a imagem masculina e a perceção de maturidade dos seus pares. Além disso, o estigma social de uma mulher que fuma Narguile poderia explicar a baixa prevalência do tabagismo entre as mulheres. Além disso, a pressão social exercida sobre as mulheres para manterem uma imagem islâmica que esteja em conformidade com as normas culturais pode efetivamente influenciar as suas escolhas comportamentais, incluindo o tabagismo, a fim de preservar a sua reputação e as suas perspectivas de casamento [33].
Num estudo realizado em três países do Mediterrâneo Oriental, entre participantes com mais de 18 anos no Líbano (n=1680), na Jordânia (n=1925) e na Palestina (n=1679) em 2019. A prevalência do tabagismo Narguile entre homens e mulheres foi de 32,7% e 46,2%, respetivamente, no Líbano, 13,4% e 7,8% na Jordânia, e 18,0% e 7,9% na Palestina. Foram mais frequentemente observados em homens na Jordânia e na Palestina, e mais frequentemente em mulheres no Líbano [35]. E em um estudo realizado na Arábia Saudita em 2018, não houve diferença significativa na prevalência de tabagismo em Narguile entre estudantes do sexo masculino e feminino (25,4% versus 19,4%; p-valor=0,l). Os resultados deste estudo indicaram que fumar em Narguile está a tornar-se mais popular e mais comum entre os jovens de ambos os sexos [20]. Esta tendência para uma prevalência igual de consumo de Narguile entre os sexos foi também encontrada entre os estudantes jordanos num estudo realizado em 2021. Estes resultados confirmam o aumento contínuo dos hábitos de fumar Narguile entre as mulheres jovens na Jordânia [29].
No nosso estudo, 94,4% dos estudantes fumadores consideraram que não estavam dependentes do Narguilé. A pontuação média de dependência do Narguilé SCTS-13 não foi muito elevada (6,7 ± 5,0) de uma pontuação máxima de 26.
De acordo com os resultados do nosso estudo, ser fumador de narguilé e de cigarros ao mesmo tempo foi significativamente associado a uma pontuação mais elevada de dependência total de narguilé no SCTS-13. Este facto sugere que o consumo concomitante de Narguilé e de cigarros pode agravar a dependência do Narguilé. De facto, a combinação de dois tipos de tabaco pode aumentar os efeitos de dependência, uma vez que podem agir sinergicamente para reforçar a dependência [36]. Os fumadores de Narguilé e de cigarros podem desenvolver tolerância cruzada, o que significa que necessitam de doses mais elevadas de nicotina para satisfazer a sua dependência, aumentando assim a sua dependência do Narguilé [37]. Além disso, os indivíduos susceptíveis de fumar tanto Narguilé como cigarros podem ter traços de personalidade ou comportamentos de dependência com padrões de consumo que os tornam mais propensos à dependência do tabaco em geral [38,39].
Da mesma forma, a auto-preparação do Narguile foi significativamente associada a uma maior pontuação de dependência total do Narguile no SCTS-13. Isto sugere que o envolvimento direto na preparação do Narguile pode reforçar a dependência desta prática, para além de ser um dos aspectos da dependência.
Analisando as atitudes dos estudantes do nosso estudo em relação ao consumo de Narguilé, quase um terço dos estudantes pensa que o consumo de Narguilé é menos

viciante do que os cigarros. Num estudo sobre fumadores de Narguilé em cinco países vizinhos do Mediterrâneo Oriental, 44% dos fumadores consideravam que o Narguilé causava menos dependência do que os cigarros [40]. Noutro estudo jordano realizado em 2020, 29% consideravam que o Narguilé causava menos dependência do que os cigarros, o que está em consonância com os nossos resultados [29].

Mais de um quinto dos estudantes do nosso estudo pensava que o uso do Narguilé era menos prejudicial do que fumar cigarros ou não tinha conhecimento desta informação. A frequência dos fumadores de Narguilé que pensavam que o Narguilé era menos prejudicial para a saúde do que os cigarros era significativamente mais elevada do que a dos não fumadores de Narguilé. E mais de um quinto dos estudantes pensava que o consumo de Narguilé tinha pouco ou nenhum efeito grave na saúde.

Nossos resultados foram semelhantes aos encontrados em um estudo jordaniano realizado em 2020 entre 966 estudantes universitários, no qual 16% dos participantes concordaram que fumar Narguile era menos prejudicial à saúde em comparação com os cigarros [29]. Da mesma forma, num estudo transversal realizado na Arábia Saudita sobre a perceção da nocividade do Narguilé, 38,4% dos participantes responderam que o Narguilé era menos nocivo [21].

De acordo com o mesmo estudo, a baixa perceção dos riscos associados ao Narguilé foi sete vezes maior entre os fumadores de Narguilé [21]. Apesar das evidências científicas dos efeitos nocivos e da dependência associados ao Narguilé, ele é frequentemente percebido como uma alternativa segura aos cigarros, devido a falsas crenças sobre sua segurança. Estudos mostram que esta perceção errada deriva da ideia de que fumar Narguilé é menos prejudicial do que os cigarros, o que é infundado. A realidade é que o Narguile expõe os utilizadores a riscos semelhantes ou mesmo superiores de doenças cardiovasculares e respiratórias e de cancro, devido ao fumo tóxico inalado. Foi demonstrado que uma única sessão de fumo de Narguile está associada a mais de 100 vezes o volume de fumo inalado e a níveis mais elevados de nicotina, alcatrão e monóxido de carbono do que um único cigarro, contrariamente à ideia errada de que a água utilizada no cachimbo absorve os elementos tóxicos [41]. Esta falsa perceção contribui para o seu uso generalizado, especialmente entre os jovens, apesar dos avisos das autoridades de saúde [42,43].

De acordo com os resultados do nosso estudo, mais de um quinto dos estudantes tencionava começar a utilizar Narguile num futuro próximo. Este é um dado alarmante, pois pode levar a um aumento significativo da prevalência desta prática, agravando um problema já preocupante de elevado consumo de Narguile entre os jovens. Perante esta ameaça crescente, é imperativo que sejam tomadas medidas preventivas urgentes e imediatas para contrariar a propagação do consumo de Narguilé entre os jovens. Estas medidas devem basear-se em estratégias eficazes de saúde pública e de sensibilização.

Por outro lado, dos actuais fumadores de Narguilé do nosso estudo, mais de um quinto (21,2%) não tinha qualquer intenção de deixar de fumar Narguilé. Estes resultados evidenciam um grande desafio na luta contra o consumo de Narguilé entre os jovens, com uma grande proporção de fumadores de Narguilé resistentes a abandonar este hábito. Do mesmo modo, a intenção de deixar de fumar foi significativamente mais baixa entre os fumadores que pensavam que o consumo de Narguilé não tinha quaisquer efeitos graves para a saúde e entre os que pensavam que os problemas de saúde associados ao consumo de Narguilé não afectavam de todo a vida de um fumador. Isto realça a importância de intervenções específicas destinadas a sensibilizar os utilizadores para os riscos associados ao Narguile e a promover programas de cessação tabágica específicos para esta prática.

Entre as intervenções que se revelaram eficazes na sensibilização do público para os riscos do tabagismo para a saúde, contam-se as advertências sanitárias nos maços de tabaco. Neste contexto, foi realizado em 2016 um estudo transversal em três países do Mediterrâneo Oriental: Egito, Jordânia e Palestina [18]. O seu objetivo era estudar a associação entre os rótulos de advertência de saúde e a motivação para deixar de fumar Narguile entre os estudantes universitários que fumam. Os rótulos de entretenimento de saúde consistiam em nove mensagens de texto e quatro mensagens que incluíam texto e imagens. O rótulo pictórico de entretenimento de saúde "Proteja os seus filhos: Não os deixe expostos ao fumo do Narguile" foi o que mais motivou os actuais fumadores a deixar de fumar. Estes resultados estão de acordo com um recente consenso de peritos internacionais, em que os rótulos relativos aos efeitos nocivos do Narguile nos recém-nascidos foram identificados como estando entre os mais eficazes na comunicação dos riscos associados ao tabagismo [18].

Em 2021, foi realizada uma revisão sistemática das intervenções de prevenção e controlo do tabagismo no Narguile. O estudo selecionou 27 intervenções e agrupou-as em quatro categorias principais, incluindo intervenções de prevenção e controlo, e a adoção e implementação de legislação e políticas para controlar o Narguile a nível nacional e internacional. A análise concluiu que as intervenções nas escolas, em particularmente entre os adolescentes, pode produzir resultados promissores na prevenção e controlo do consumo de estupefacientes e na redução dos efeitos desta grave crise social e sanitária a nível mundial [44].

2.2 Fumar cigarros

$_{95}$No nosso estudo, a prevalência do consumo de cigarros foi de 31,9% (IC % [25,7 - 38,6]).

Esta prevalência foi de 22,3% nos indivíduos com 15 anos ou mais, de acordo com os resultados do inquérito nacional tunisino THES 2016 [30] (quadro XIII).

De acordo com os resultados do estudo GYTS 2017, 7,8% dos estudantes de 13 a 15 anos na Tunísia fumam cigarros [31]. Entre os estudantes com idades compreendidas entre os 16 e os 18 anos, quase um quarto eram fumadores de cigarros, de acordo com os resultados do MEDSPAD 2021 [32] (quadro XIII).

De acordo com as estimativas do relatório da OMS de 2019 sobre o tabagismo a nível mundial, a Tunísia está entre os países com a prevalência mais elevada de tabagismo (todas as formas) no Mediterrâneo Oriental e em África [45].

De acordo com os resultados do nosso estudo, houve uma diferença significativa consoante o sexo. O sexo masculino foi significativamente associado ao consumo de cigarros (44,4% dos fumadores eram do sexo masculino em comparação com apenas 24% do sexo feminino; P <0,01, OR = 2,5). Estes resultados foram igualmente observados nos inquéritos THES 2016, GYTS 2017 e MEDSPAD 2021 (quadro XIII). Isso é explicado principalmente pelo contexto social do tabagismo na Tunísia. Com efeito, tal como noutros locais do Médio Oriente e do Norte de África, a aceitação social do tabagismo em todas as suas formas entre os homens continua a ser um fator que incentiva este flagelo entre os jovens, como já foi referido anteriormente.

Num estudo saudita realizado com 895 estudantes universitários em 2022, os estudantes do sexo masculino tinham 7 vezes mais probabilidades de serem fumadores actuais ou antigos do que as mulheres. O estudo explicou esta predileção pelo tabaco entre os estudantes do sexo masculino, afirmando que poderia ser justificada pelo facto de os fumadores do sexo masculino tenderem a encorajar os seus amigos a fumar para realizarem actividades em conjunto. Por conseguinte, passavam muito tempo a fumar juntos em cafés e outros locais públicos. Em contrapartida, as mulheres tendem a ser mais cautelosas e preocupadas com a sua saúde [46]. Além disso, de acordo com uma metanálise também realizada na Arábia Saudita em 2018 entre estudantes sauditas. Os estudantes do sexo masculino apresentaram uma prevalência de 26%, enquanto entre as estudantes sauditas do sexo feminino, a prevalência foi de 5%. Um dos factores que explicam estes resultados foi o facto de as mulheres fumadoras não poderem declarar honestamente a sua condição de fumadoras, por receio de serem rejeitadas pela sociedade. De facto, este comportamento, particularmente entre as mulheres na Arábia Saudita, é considerado destrutivo dos valores sociais [47].

Quando estudámos o nível de dependência da nicotina entre os fumadores de cigarros do nosso estudo, 40,3% eram dependentes. A pontuação média de Fagerstrom foi de 2,6 ± 2,2.

Num estudo saudita realizado em 2022 com 430 estudantes de medicina dentária. O nível de dependência da nicotina foi avaliado utilizando o teste de Fagerstrom, e 50% eram moderadamente a fortemente dependentes da nicotina [48].

Outro estudo para avaliar a prevalência de hábitos tabágicos entre os estudantes da Universidade King Khalid, na Arábia Saudita, em 2022, mostrou que 67% tinham um grau de dependência "moderado" a "elevado" [49].

No nosso estudo, os factores significativamente associados à dependência da nicotina foram o sexo masculino, a idade > 24 anos e o facto de ser fumador de várias formas de tabaco ao mesmo tempo (cigarro eletrónico, charuto, Midwakh...). De facto, as diferenças biológicas entre os sexos podem influenciar a forma como a nicotina é metabolizada no organismo, afectando assim o nível de dependência [50]. Além disso, a duração da exposição ao tabagismo pode reforçar ainda mais a dependência física e psicológica da nicotina, o que explica o nível mais elevado de dependência nos estudantes mais velhos [51,52]. Além disso, o consumo simultâneo de diferentes formas de tabaco expõe o organismo a níveis mais elevados de nicotina, reforçando assim a dependência. Este facto pode também reforçar os mecanismos de recompensa e de dependência no cérebro, conduzindo a uma dependência mais pronunciada [53].

Quando as atitudes dos alunos em relação ao consumo de cigarros foram estudadas, a maioria considerou que o consumo de cigarros tinha efeitos graves na saúde dos fumadores. Não houve diferença significativa quando se compararam as respostas dos actuais fumadores de cigarros e dos não fumadores. Apesar de um bom nível de conhecimento sobre os seus efeitos nocivos para a saúde, a prevalência do consumo de cigarros continua a ser elevada. A este respeito, um estudo polaco realizado em 2018 entre crianças em idade escolar e estudantes de todo o país. A investigação mostrou que os jovens estavam muito conscientes dos efeitos nocivos do tabagismo. Mais de 90% dos fumadores concordaram que fumar cigarros é mau para a saúde e 80,5% consideraram que o tabagismo passivo tinha um efeito negativo na sua saúde. Apesar disso, a prevalência do tabagismo era de 13,7% entre os alunos e de 20,5% entre os estudantes [54].

Isto pode ser explicado por vários factores, como a pressão social e a influência dos pares. Os jovens são frequentemente influenciados pelos seus pares e pelo seu ambiente social, o que pode incentivar o consumo de tabaco apesar do conhecimento dos riscos para a saúde [55]. A procura de prazer imediato pode também desempenhar um papel importante. Os jovens podem ser atraídos pelos efeitos eufóricos e estimulantes da nicotina, procurando o prazer imediato sem considerar as consequências a longo prazo [56]. Do mesmo modo, a publicidade e o marketing excessivos, muitas vezes dirigidos aos jovens, criam uma atração pelo tabagismo, apesar do conhecimento dos riscos [57]. Estes factores contribuem para manter uma elevada prevalência do tabagismo entre os jovens, mesmo na presença de um bom

conhecimento dos riscos para a saúde.
No nosso estudo, entre os não fumadores, a intenção de começar a fumar no próximo ano foi de 6,3%.
No inquérito nacional sobre o tabagismo entre os jovens que frequentam faculdades públicas (GYTS Survey Tunisia 2017), a probabilidade de ser fumador no futuro era de 9,5% (12,5% entre os rapazes vs. 7,7% entre as raparigas). Comparando estes resultados com o nosso estudo, estas taxas de iniciação ao tabagismo foram mais elevadas do que as encontradas no nosso estudo [31].
De facto, a intenção de começar a fumar é mais elevada nos adolescentes do que nos adultos mais velhos por uma série de razões. Os adolescentes são particularmente sensíveis às influências dos pares e à pressão social, o que os pode levar a experimentar o tabaco para se integrarem socialmente ou para imitarem os seus amigos fumadores. A adolescência é um período de procura de identidade e de experimentação. Alguns adolescentes podem encarar o tabagismo como uma forma de se rebelarem, de se sentirem mais adultos ou de lidarem com o stress [58]. Do mesmo modo, a vulnerabilidade dos adolescentes ao marketing da indústria tabaqueira, que tem por objetivo glamourizar o consumo de cigarros e criar um apelo ao tabagismo, desempenha um papel importante na iniciação [59]. De acordo com o Inquérito Nacional sobre o Consumo de Tabaco entre os Jovens nos Colégios Públicos (Inquérito GYTS Tunísia 2017), no que diz respeito à publicidade ao tabaco, entre os estudantes que tinham visto televisão ou vídeos nos meses anteriores, 79,4 % tinham relatado ter visto mensagens publicitárias sobre o tabaco. Do mesmo modo, 43,7% dos estudantes tinham sido expostos a publicidade pró-tabaco. Ainda no âmbito da exposição a mensagens pró-tabaco, 25,7% dos alunos referiram ter usado vestuário ou objectos com publicidade pró-tabaco e 12,7% afirmaram estar na posse deste tipo de vestuário. Quanto à possível utilização de representantes de empresas de tabaco para oferecer brindes com publicidade pró-tabaco, tal foi referido por 5,6% dos estudantes [31].
Do mesmo modo, o cérebro está em pleno desenvolvimento durante a adolescência, o que os torna mais susceptíveis de correr riscos e ceder a impulsos, incluindo o de experimentar o tabaco [60]. Estes factores contribuem para uma maior intenção de iniciar o consumo de cigarros nos adolescentes do que nos adultos mais velhos.
O nosso estudo mostrou também que 94% dos fumadores tencionavam deixar de fumar cigarros. A maioria afirmou estar motivada para deixar de fumar nos próximos 30 dias. Do mesmo modo, a maioria dos fumadores de cigarros tencionava reduzir a sua frequência de consumo nos próximos 30 dias.
De acordo com o inquérito GYTS 2017, 74,0% dos fumadores afirmaram querer deixar de fumar. No entanto, apenas 17,7 % destes estudantes tinham procurado ajuda para deixar de fumar, quer através de um programa quer de um profissional de saúde. De acordo com o inquérito, um quarto (25,3%) dos estudantes considerou que era difícil deixar de fumar depois de terem começado [31].
A contradição entre o desejo de deixar de fumar declarado pela maioria dos estudantes e a sua persistência no consumo de tabaco pode ser explicada por vários factores. A dependência da nicotina é um desses factores. A dependência da nicotina cria uma dependência física e psicológica, tornando difícil deixar de fumar, apesar do desejo e da motivação para o fazer [61]. Os estudantes podem também ser influenciados pelas pessoas que os rodeiam, nomeadamente outros fumadores, o que torna mais difícil deixar de fumar. Alguns estudantes podem usar o tabaco como uma forma de lidar com o stress, a ansiedade ou as pressões académicas, o que complica os seus esforços para deixar de fumar [62].
Por conseguinte, é crucial apoiar estes estudantes nos seus esforços para deixarem de

fumar, oferecendo-lhes apoio psicológico e médico adequado. As intervenções eficazes incluem aconselhamento personalizado, programas de cessação tabágica e acompanhamento regular para maximizar as hipóteses de sucesso [63].
Além disso, de acordo com o nosso estudo, 13,3% dos estudantes eram fumadores actuais de cigarros electrónicos, 71,1% dos quais fumavam menos de uma vez por mês.
De acordo com o Inquérito Nacional sobre o Tabagismo dos Jovens nos Colégios Estatais (GYTS Survey Tunisia 2017), a utilização de cigarros eletrónicos nos últimos 30 dias foi de 4,9%, com uma prevalência mais elevada entre os rapazes do que entre as raparigas (7,4% vs. 2,3%) [31].
No inquérito MedSPAD 2021, a prevalência da utilização de cigarros electrónicos, pelo menos uma vez na vida, foi referida por um quarto (25,3%) dos estudantes do ensino secundário. O uso desses dispositivos foi relatado por 17,2% dos estudantes do ensino secundário durante o ano anterior e por 8,2% dos estudantes do ensino secundário durante o mês anterior [32].
De acordo com a OMS, a utilização de cigarros electrónicos está a tornar-se cada vez mais popular entre os adolescentes, tendo cerca de um terço deles experimentado este dispositivo [64].
Foi demonstrado que existe uma associação significativa e positiva entre a utilização de cigarros electrónicos e o consumo de tabaco entre os jovens, o que indica que este tipo de cigarro pode incentivar o consumo de tabaco entre os adolescentes [65].
Esta tendência para uma utilização cada vez mais popular dos cigarros electrónicos entre os jovens pode dever-se, em parte, ao marketing dirigido aos jovens. Os fabricantes de cigarros electrónicos utilizam frequentemente estratégias de marketing agressivas e direcionadas para atrair os jovens, nomeadamente através das redes sociais e da publicidade em linha, criando um novo mercado para os seus produtos. Além disso, os cigarros electrónicos oferecem uma variedade de sabores atractivos, como fruta ou doces, que são particularmente apelativos para os jovens. Do mesmo modo, a perceção de segurança deste tipo de produto poderia encorajá-los a utilizá-lo mais facilmente. De facto, alguns jovens acreditam erradamente que os cigarros electrónicos são menos nocivos do que os cigarros tradicionais, o que os incentiva a experimentá-los [66]. Do mesmo modo, a facilidade de acesso aos cigarros electrónicos, incluindo em linha, e a ausência de regulamentação rigorosa sobre a sua venda contribuem para a sua popularidade entre os jovens [67].
Trata-se de um problema global crescente ligado à utilização de cigarros electrónicos entre os jovens, o que sublinha a necessidade de medidas preventivas e de sensibilização para os potenciais perigos dos cigarros electrónicos, nomeadamente em termos de dependência da nicotina e de efeitos adversos para a saúde, a fim de reduzir esta tendência e proteger a saúde dos jovens. Além disso, uma regulamentação rigorosa sobre a comercialização e a venda de cigarros electrónicos pode ajudar a reduzir o seu acesso aos jovens.

3. A luta antitabaco no mundo e na Tunísia

A luta antitabaco da OMS é conduzida principalmente através da Convenção-Quadro da OMS para a Luta Antitabaco (FCTC) [68]. Este tratado internacional foi adotado em 2003 e entrou em vigor em 2005. Até à data, mais de 180 partes assinaram a Convenção, o que faz dela um dos tratados de saúde pública mais amplamente aceites no mundo. O seu objetivo é promover políticas eficazes para reduzir o consumo de tabaco e limitar a exposição ao fumo passivo. O principal objetivo desta convenção é proteger as gerações presentes e futuras dos perigos do tabaco, através da aplicação de medidas de prevenção e controlo. Recomenda medidas como a proibição da publicidade, promoção e patrocínio do tabaco e a introdução de zonas sem fumo em locais públicos. A CQCT compromete os países signatários a cooperar no combate ao comércio ilícito de produtos do tabaco, a promover políticas fiscais que desencorajem o consumo e a apoiar programas de cessação tabágica.

No âmbito da CQCT, a estratégia MPOWER [69], promovida pela OMS, oferece um quadro global para a luta antitabaco, fornecendo orientações claras sobre as acções prioritárias a empreender para reduzir o consumo de tabaco e os seus efeitos nocivos para a saúde pública. Esta estratégia propõe seis medidas com uma boa relação custo-eficácia:

- **Monitorização:** Trata-se de monitorizar o consumo de tabaco e as políticas de prevenção, recolhendo dados para avaliar a dimensão do problema e a eficácia das intervenções.
- **Proteção:** Esta componente envolve a proteção das pessoas contra o fumo do tabaco através da introdução de políticas para criar espaços públicos e de trabalho sem fumo, bem como restrições à publicidade, promoção e patrocínio do tabaco.
- **Oferecer ajuda:** Oferecer ajuda aos fumadores para deixarem de fumar é um aspeto crucial do controlo do tabaco. O objetivo é prestar serviços de cessação do tabagismo e sensibilizar para a sua acessibilidade.
- **A advertência:** Esta componente envolve a utilização de advertências sanitárias marcantes nos maços de cigarros para informar os consumidores dos perigos do tabaco.

Normas: Elaboração e aplicação de legislação para regulamentar a publicidade, a promoção e o patrocínio do tabaco, bem como a embalagem e a rotulagem dos produtos do tabaco.

Recursos: Atribuir recursos financeiros para apoiar a aplicação de políticas antitabaco e a prestação de serviços de saúde aos fumadores.

Foi demonstrado que, se estas medidas fossem plenamente aplicadas e cumpridas, a prevalência esperada do tabagismo nos países da região do Mediterrâneo Oriental poderia diminuir em quase 10% até 2030 [69].

Em conformidade com as diretrizes da Convenção-Quadro da OMS para a Luta Antitabaco, ratificada pela Tunísia em 2010 [70], a Tunísia implementou uma série de medidas para combater o tabagismo, em particular:

Legislação sobre o controlo do tabaco: Adoção de leis que regulam a publicidade direta e indireta e o consumo de tabaco em locais públicos, como a Lei 98-17 de 1998 sobre o controlo do tabaco e o Decreto 2009-2611 de 2009 [71,72].

Com a proibição de fumar em locais públicos, transportes públicos e locais de trabalho para proteger os não fumadores da exposição ao fumo passivo.

O último regulamento, de 2014, exigia que os rótulos de advertência ocupassem pelo menos 30% dos maços de tabaco [73].

- **Campanhas de sensibilização e de promoção da saúde:** Promover estilos de vida saudáveis e incentivar as pessoas a adoptarem comportamentos não fumadores. Com campanhas de sensibilização do público para os perigos do tabagismo, salientando os riscos para a saúde e os benefícios de deixar de fumar [74].
- **Serviços de apoio ao abandono do** tabagismo: Criação de serviços de apoio ao abandono do tabagismo, incluindo consultas de tabacologia em vários hospitais universitários.
- **Aumento dos preços e dos impostos :** Aumentar os impostos sobre o tabaco para desencorajar o consumo e reduzir a acessibilidade financeira dos produtos do tabaco [75].

4. Recomendações e perspectivas

A luta antitabaco na Tunísia é uma questão importante de saúde pública, que visa reduzir a prevalência do tabagismo e as suas consequências nefastas para a população. Para reforçar este esforço, podem ser formuladas várias recomendações e perspectivas:

J **Aplicação integral da Convenção-Quadro da OMS para o Controlo do Tabaco (CQCT):** A Tunísia deve continuar a aplicar as disposições da CQCT, incluindo a adoção de políticas eficazes de controlo do tabaco e a promoção da sensibilização para os perigos do tabagismo.

J **Reforço das políticas de regulação:** É essencial adotar e aplicar políticas rigorosas de regulação do tabaco, como a proibição de fumar em locais públicos, o aumento dos impostos sobre o tabaco e a proibição da publicidade ao tabaco.

J **Sensibilização e educação:** Continuar a sensibilizar para os perigos do tabaco e promover estilos de vida saudáveis, em especial entre os jovens. Incluir programas educativos nas escolas para evitar que os jovens comecem a fumar.

J **Integrar as intervenções de controlo do tabaco no sistema de saúde :** É fundamental integrar as intervenções de controlo do tabaco no sistema de saúde, nomeadamente através da prestação de mais serviços de cessação tabágica, da garantia da disponibilidade de substitutos da nicotina para facilitar a cessação tabágica e da formação dos profissionais de saúde na gestão dos doentes fumadores.

J **Monitorização e investigação:** Reforçar a monitorização do tabaco para avaliar a eficácia das políticas e intervenções de controlo do tabaco, bem como a investigação sobre as tendências do tabagismo.

Para combater o aumento do tabagismo em Narguile na Tunísia, eis algumas recomendações:

J **Educação e sensibilização:** criar campanhas de sensibilização para informar o público, nomeadamente os jovens, sobre os riscos para a saúde associados ao tabagismo em Narguile, que ainda são mal conhecidos pela maioria dos jovens. A educação sobre estes perigos e os benefícios de deixar de fumar em Narguile pode ajudar a mudar as atitudes e os comportamentos dos jovens.

J **Regulamentação:** criar uma regulamentação pública específica para a venda e o consumo de narguilé, por exemplo, restringindo o acesso dos jovens aos cafés e locais de consumo de narguilé e impondo advertências sanitárias nos produtos.

J **Acesso a serviços de cessação do tabagismo:** apoiar os serviços de cessação do tabagismo com medidas específicas para a utilização do Narguile, a fim de apoiar as pessoas que desejam deixar de fumar Narguile como os cigarros.

J **Vigilância e investigação:** reforçar a vigilância do tabagismo em Narguile através de estudos epidemiológicos regulares para acompanhar as tendências e avaliar a eficácia das medidas de prevenção.

No que se refere às medidas específicas para os estudantes universitários, poderíamos acrescentar às já referidas a criação de espaços sem fumo nas universidades para desencorajar o consumo, promover um ambiente saudável e reduzir a exposição ao tabagismo passivo. Além disso, deveriam ser criados programas de apoio à cessação tabágica especificamente destinados aos estudantes universitários. Estes programas poderiam oferecer apoio personalizado, aconselhamento sobre métodos para deixar de fumar, sessões de grupo de apoio e recursos em linha acessíveis. Do mesmo modo, encorajar a promoção de alternativas saudáveis ao tabagismo, como o exercício físico, a meditação e outras actividades relaxantes. A organização de eventos e actividades que dêem destaque a estas alternativas pode ajudar a distrair os estudantes do tabaco.

Os cartazes persuasivos podem também desempenhar um papel importante na luta contra o tabagismo entre os estudantes universitários. De facto, a existência destes cartazes no meio universitário pode oferecer várias vantagens:

- **Sensibilização:** os cartazes podem informar os alunos sobre os perigos do tabaco e do narguilé, salientando os riscos para a saúde e as consequências sociais destas dependências.
- **Influenciar o comportamento:** as mensagens persuasivas podem influenciar as atitudes e o comportamento dos estudantes em relação ao tabagismo, fornecendo-lhes argumentos convincentes para deixarem ou não começarem a fumar.
- **Acessibilidade:** os cartazes colocados em locais estratégicos nas universidades são facilmente acessíveis aos estudantes, aumentando a sua exposição às mensagens anti-tabaco.
- **Efeito de grupo:** os cartazes também podem influenciar o comportamento dos colegas, uma vez que os alunos são susceptíveis de ser influenciados pelas normas e atitudes sociais dos seus pares.

Combinando cartazes persuasivos com outras estratégias anti-tabaco, como campanhas de sensibilização e ambientes sem fumo, as universidades podem ajudar eficazmente a reduzir a prevalência do tabagismo em todas as suas formas entre os seus estudantes.

Na sequência dos resultados do nosso estudo, que foi realizado numa amostra não representativa de estudantes universitários, há várias perspectivas de trabalho futuro que podem ser exploradas. Realizar estudos sobre uma amostra representativa de estudantes universitários, incluindo estabelecimentos de ensino superior à escala nacional. Os resultados obtidos serão mais generalizáveis a toda a população estudantil. Deste modo, obter-se-á uma estimativa mais precisa da prevalência do tabagismo em todas as suas formas, incluindo cigarros e Narguilé, entre os jovens adultos que frequentam estabelecimentos de ensino superior em todo o país. Os questionários auto-administrados presencialmente podem fornecer dados de melhor qualidade do que os inquéritos em linha e ajudam a minimizar as taxas de não resposta e a garantir que os questionários são preenchidos corretamente.

Do mesmo modo, seria interessante explorar mais pormenorizadamente os factores de risco associados à prevalência do tabagismo, especialmente em Narguile, entre os estudantes universitários. Estes poderiam incluir factores culturais e psicológicos, stress académico, pressões sociais, factores relacionados com o acesso a produtos do tabaco, etc. Uma análise aprofundada destes factores poderia ajudar a desenvolver estratégias de prevenção e intervenção mais específicas.

Para além dos dados quantitativos, podem ser realizados estudos qualitativos aprofundados. Isto poderia implicar entrevistas individuais ou grupos de reflexão para explorar em profundidade as percepções, atitudes e experiências dos estudantes em matéria de tabagismo. Uma abordagem qualitativa poderia ajudar a compreender as motivações subjacentes aos comportamentos observados, os factores que desencadeiam o início do consumo de tabaco e os mecanismos de dependência associados. Tudo isto poderia ajudar a identificar formas mais eficazes de intervenção.

Estes estudos poderão contribuir para uma melhor compreensão do fenómeno do tabagismo entre os jovens adultos e para o desenvolvimento de estratégias eficazes de prevenção e redução deste flagelo.

Por último, a alarmante prevalência do tabagismo entre os jovens universitários, incluindo o consumo de cigarros e de narguilé, constitui um grave problema de saúde pública que exige uma intervenção imediata. Devem ser lançadas iniciativas de prevenção e de sensibilização especificamente adaptadas e reforçadas as políticas anti-tabaco existentes, a fim de inverter esta tendência preocupante e incentivar um comportamento mais saudável entre os jovens tunisinos. Uma abordagem global, que envolva as autoridades, os estabelecimentos de ensino superior, a sociedade civil e os meios de comunicação social, é essencial para enfrentar eficazmente este desafio de saúde pública.

5 CONCLUSÕES

O tabagismo é um importante problema de saúde pública em todo o mundo devido à sua elevada prevalência, aos seus efeitos nocivos para a saúde e ao seu pesado impacto económico. A sua incidência tem aumentado de forma alarmante nas últimas duas décadas, especialmente na região do Mediterrâneo Oriental. A Tunísia não foi poupada a este grave flagelo. Apesar de ter sido demonstrado que os jovens adultos são o grupo de maior risco de experimentação (iniciação) e consumo regular de Narguile, poucos estudos tunisinos examinaram o consumo, as atitudes e a dependência desta população.

Assim, o principal objetivo deste estudo foi estimar a prevalência do tabagismo nas suas duas formas principais, ou seja, o consumo de cigarros e de narguilés, entre os estudantes universitários da Tunísia. Em segundo lugar, os nossos objectivos eram descrever o grau de perceção dos danos e a intenção de parar entre os utilizadores destas duas formas de fumar. E também determinar o nível de dependência e os factores a ela associados.

Este foi um inquérito transversal descritivo aos estudantes da Universidade de Tunis El Manar. Este estudo foi realizado exclusivamente online entre julho de 2021 e janeiro de 2022. Incluímos no nosso estudo estudantes com idades compreendidas entre os 18 e os 34 anos, residentes na Tunísia (há pelo menos 5 anos), com um endereço de correio eletrónico ativo pertencente à Universidade de Tunis El Manar. Os estudantes que se recusaram a dar o seu consentimento informado antes de responderem ao questionário foram excluídos do estudo.

O questionário era composto por quatro partes. Uma parte dizia respeito a dados sócio-demográficos (idade, sexo, nível de escolaridade, estado civil). Duas outras partes diziam respeito ao consumo de Narguile e de cigarros (frequência de consumo, intenção de começar e de parar, grau de perceção dos danos, dependência). O nível de dependência do Narguilé foi avaliado pela pontuação do The Syrian Center for Tobacco Studies-13 (SCTS-13), que incluía 13 itens com três respostas possíveis para cada item: "Falso", "Um pouco verdadeiro" ou "Verdadeiro". Esta pontuação pode variar entre 0 e 26. Quanto mais elevada for a pontuação, maior é o grau de dependência da nicotina. O nível de dependência de cigarros foi avaliado através da pontuação de Fagerstrom. Esta pontuação é composta por 6 itens. A pontuação de Fagerstrom varia entre 0 e 10. Um indivíduo é classificado como tendo uma dependência fraca, moderada ou forte se a pontuação for igual ou superior a 3 pontos. Uma última parte do questionário diz respeito a outras formas de consumo de tabaco, como os cigarros electrónicos.

Foram incluídos no estudo 210 estudantes, com uma média de idades de 21,5 ± 2,3 anos e um rácio de sexo (M/F)= 0,63. No nosso estudo, mais de um terço dos estudantes eram fumadores de Narguilé (42,4%), o que representa uma prevalência elevada. De acordo com as estimativas do relatório da OMS de 2019 sobre o tabagismo (todas as formas) a nível mundial, a Tunísia está entre os países com maior prevalência de tabagismo entre os países do Mediterrâneo Oriental e de África. Esta prevalência era também bastante elevada noutros países do Mediterrâneo Oriental. Este facto pode ser explicado pela revolução e pela mudança das normas sociais, com uma crescente aceitação desta forma de tabagismo no Leste. Do mesmo modo, a publicidade e o marketing agressivos podem influenciar os jovens a começar a fumar no Narguile, aumentando a sua prevalência. [3]Esta prevalência foi significativamente mais elevada entre os homens (p <10'). Este facto foi observado em vários outros estudos realizados em países do Mediterrâneo Oriental. Esta predominância masculina do uso do Narguile explica-se em parte pelas normas sociais nos países árabes e na região do Mediterrâneo Oriental, que favorecem frequentemente o uso do Narguile entre os homens e o consideram uma atividade socialmente aceite e valorizada para reforçar os laços sociais. Além disso, a pressão social exercida sobre as mulheres para manterem uma imagem islâmica que esteja em conformidade com as normas culturais pode efetivamente influenciar as suas escolhas comportamentais, incluindo o consumo de tabaco, a fim de preservar a sua reputação e as suas perspectivas de casamento. A pontuação média de dependência do Narguile SCTS-13 não foi muito elevada (6,7 ± 5,0), numa pontuação máxima de 26. Os factores que foram significativamente associados a uma pontuação mais elevada de dependência de Narguilé SCTS-13 foram o facto de preparar o seu próprio Narguilé (p=0,04) e o facto de fumar Narguilé e cigarros ao mesmo tempo (0,01). Isto sugere que o consumo concomitante de narguilé e cigarros pode agravar a dependência do narguilé. De facto, a combinação de dois tipos de tabaco pode aumentar os efeitos aditivos, uma vez que podem atuar em sinergia para reforçar a dependência. Quase um terço dos estudantes considera que o consumo de Narguilé é menos viciante do que os cigarros, o que é coerente com outros estudos realizados em países do Mediterrâneo Oriental. Mais de um quinto dos estudantes do nosso estudo pensava que o consumo de narguilé era menos prejudicial do que os cigarros, ou desconhecia esta informação. A baixa perceção dos riscos ou mesmo a perceção errónea de que o Narguilé é menos prejudicial do que os cigarros pode incentivar ainda mais o seu consumo entre os jovens.

Mais de um quinto dos fumadores não tinha qualquer intenção de deixar de fumar Narguilé. Esta intenção de deixar de fumar era significativamente menor entre os fumadores com conhecimentos errados sobre os malefícios do Narguile. Isto sublinha a importância de intervenções específicas destinadas a sensibilizar os utilizadores para os riscos associados ao Narguile e a promover programas de cessação tabágica específicos para esta prática.

A prevalência do consumo de cigarros foi de 31,9% (IC 95% [25,7 - 38,6]). Esta prevalência foi de 22,3% entre os indivíduos com 15 anos ou mais, de acordo com os resultados do inquérito nacional tunisino THES 2016. O sexo masculino foi significativamente associado ao consumo de cigarros (P<0,01). Estes resultados foram igualmente observados nos inquéritos THES 2016, GYTS 2017 e MEDSPAD 2021. Isso é explicado principalmente pelo contexto social do tabagismo na Tunísia. Com efeito, como em qualquer outra parte do Médio Oriente e do Norte de África, a aceitabilidade social do tabagismo em todas as suas formas entre os homens continua a ser um fator que encoraja este flagelo entre os jovens.

Ao estudar as atitudes dos estudantes em relação ao consumo de cigarros, a maioria considerou que o tabaco tem efeitos graves na saúde dos fumadores. Apesar de um bom nível de conhecimento sobre os seus efeitos na saúde, a prevalência do consumo de cigarros continua a ser elevada. Esta situação pode ser explicada por vários factores, como a pressão social e a influência dos pares, a procura de sensações de prazer imediatas e a publicidade e o marketing excessivos, muitas vezes dirigidos aos jovens, que criam uma atração pelo tabaco apesar do conhecimento dos riscos. O nosso estudo mostrou também que 94% dos fumadores tencionavam deixar de fumar cigarros. A maioria afirma estar motivada para deixar de fumar nos próximos 30 dias. A contradição entre o desejo de deixar de fumar declarado pela maioria dos estudantes e a sua persistência no consumo de tabaco pode ser explicada pela dependência da nicotina e pela influência do seu meio e dos seus pares. Alguns estudantes podem também utilizar o tabaco como forma de lidar com o stress, a ansiedade ou as pressões académicas, o que complica os seus esforços para deixar de fumar.

Além disso, de acordo com o nosso estudo, 13,3% dos estudantes eram fumadores actuais de cigarros electrónicos. De acordo com a OMS, a utilização de cigarros electrónicos está a tornar-se cada vez mais popular entre os adolescentes, tendo cerca de um terço deles experimentado o dispositivo. Esta tendência de aumento da popularidade dos cigarros electrónicos entre os jovens pode dever-se, em parte, à comercialização dirigida aos jovens. Além disso, os cigarros electrónicos oferecem uma variedade de sabores atraentes, que são particularmente apelativos para os jovens. Do mesmo modo, a perceção de segurança deste tipo de produto poderia incentivar as pessoas a utilizá-lo mais facilmente. Com efeito, alguns jovens acreditam erradamente que os cigarros electrónicos são menos nocivos do que os cigarros tradicionais, o que os incentiva a experimentá-los.

O controlo do tabaco pela OMS é efectuado principalmente através da Convenção-Quadro da OMS para o Controlo do Tabaco (CQCT). O principal objetivo desta convenção é proteger as gerações presentes e futuras dos perigos do tabaco através da aplicação de medidas de prevenção e controlo. A estratégia MPOWER, promovida pela OMS, oferece um quadro global para o controlo do tabaco, fornecendo orientações claras sobre as acções prioritárias a empreender para reduzir o consumo de tabaco e os seus efeitos nocivos para a saúde pública. Esta estratégia propõe seis medidas eficazes em termos de custos (controlar o consumo de tabaco, proteger as pessoas do fumo do tabaco, oferecer ajuda aos fumadores para deixarem de fumar, alertar através da utilização de advertências relativas à saúde nas embalagens de tabaco, desenvolver e aplicar leis para regulamentar a publicidade, a promoção e o patrocínio do tabaco e atribuir recursos financeiros para apoiar a aplicação de políticas antitabaco).

Em conformidade com as diretrizes da Convenção-Quadro da OMS para a Luta Antitabaco, ratificada pela Tunísia em 2010, a Tunísia implementou uma série de medidas de luta contra o tabagismo: legislação antitabaco, campanhas de sensibilização e de promoção da saúde, introdução de serviços para ajudar as pessoas a deixarem de fumar e impostos mais elevados sobre o tabaco para desencorajar o consumo e reduzir o acesso financeiro aos produtos do tabaco. Apesar destes esforços, a prevalência do tabagismo em todas as suas formas continua a ser elevada. Todas estas medidas devem ser mantidas e reforçadas, a fim de reduzir este flagelo entre os jovens.

Para lutar contra o aumento do consumo de narguilé entre os jovens tunisinos, é necessário lançar campanhas de sensibilização sobre os riscos para a saúde associados ao consumo de narguilé, que ainda são mal conhecidos pela maioria dos jovens. Deve também ser criada uma regulamentação específica para a publicidade, a venda e a utilização do Narguile. Apoiar os serviços de cessação do tabagismo com medidas específicas para o uso do Narguile, a fim de ajudar as pessoas que querem deixar de fumar Narguile. Criar espaços sem fumo nas universidades para desencorajar o consumo e promover um ambiente saudável. Além disso, criar programas de apoio à cessação tabágica especificamente concebidos para os estudantes universitários e incentivar a promoção de alternativas saudáveis ao tabagismo, como o exercício físico, a meditação e outras actividades relaxantes. Os cartazes persuasivos podem também desempenhar um papel importante na luta contra o tabagismo entre os estudantes.

Na sequência dos resultados do nosso estudo, que foi realizado numa amostra não representativa de estudantes universitários, há várias perspectivas de trabalho futuro que podem ser exploradas. Realizar estudos sobre uma amostra representativa de estudantes universitários, incluindo estabelecimentos de ensino superior à escala nacional. Os resultados obtidos seriam mais generalizáveis ao conjunto da população estudantil. Do mesmo modo, seria interessante explorar mais pormenorizadamente os factores de risco associados à prevalência do tabagismo, especialmente no Narguile, entre os estudantes universitários. Estes poderiam incluir factores culturais, factores psicológicos, stress académico, pressões sociais, factores de acessibilidade aos produtos do tabaco, etc. Uma análise aprofundada destes factores poderia ajudar a desenvolver estratégias de prevenção e intervenção mais específicas. Uma abordagem qualitativa poderia ajudar a compreender as motivações subjacentes aos comportamentos observados, os factores que desencadeiam o início do consumo de tabaco e os mecanismos de dependência associados. Estes estudos poderão contribuir para uma melhor compreensão do fenómeno do tabagismo entre os jovens adultos e para a aplicação de estratégias eficazes de prevenção e redução deste flagelo.

Em conclusão, a alarmante prevalência do tabagismo entre os jovens universitários, incluindo o consumo de cigarros e de narguilé, constitui um grave problema de saúde pública que exige uma intervenção imediata. Devem ser lançadas iniciativas de prevenção e de sensibilização especificamente adaptadas e reforçadas as políticas anti-tabaco existentes, a fim de inverter esta tendência preocupante e incentivar um comportamento mais saudável entre os jovens tunisinos. Uma abordagem global, que envolva as autoridades, os estabelecimentos de ensino superior, a sociedade civil e os meios de comunicação social, é essencial para enfrentar eficazmente este desafio de saúde pública.

6 REFERÊNCIAS

1. Organização Mundial de Saúde. Relatório da OMS sobre a epidemia global do tabaco, 2021 abordando produtos novos e emergentes. [Online], Nov 2021 [Acedido em 27 de março de 2024]. Disponível em l'URL:https://iris.who.int/bitstream/handle/10665/343287/9789240032095-eng.pdf?sequence=l
2. Instituto de Métricas e Avaliação da Saúde. Resultados do GBD. [Online], Dez 2021 [Acedido em 27 março 2024]; [185 páginas]. Disponível em URL: https://vizhub.healthdata.org/gbd-results
3. Organização Mundial de Saúde. Factores de risco. [Online]. Fev 2020 [Acedido em 27 de março de 2024]; [185 páginas]. Disponível em: URL: http://www.emro.who.int/fr/noncommunicable-diseases/causes/risk-factors.html
4. Jawad M, Charide R, Waziry R, Darzi A, Bailout RA, Akl EA. The prevalence and trends of waterpipe tobacco smoking: a systematic review. PLoS One. 2018 Feb;13(2):e0192191.
5. Alanazi N. Waterpipe smoking in Saudi Arabia: action plan (fumar cachimbo de água na Arábia Saudita: plano de ação). Tob Indue Dis. 2019 Apr;17:38.
6. Tucktuck M, Ghandour R, Abu Rmeileh NE. Fumar cachimbo de água e cigarro entre estudantes universitários palestinianos: um estudo transversal. BMC Public Health. 2017 Jul;18(l):l.
7. Akl EA, Ward KD, Bteddini D, Khaliel R, Alexander AC, Lotfi T, et al. The allure of the waterpipe: a narrative review of factors affecting the epidemic rise in waterpipe smoking among young persons globally. Tob Control. 2015 Mar;24 Suppl 1:13-21.
8. Abu Rmeileh NE, Alkhuffash O, Kheirallah K, Mostafa A, Darawad M, Al Farsi Y, et al. Percepções de danos do tabagismo com cachimbo de água entre estudantes universitários em cinco países da região mediterrânica oriental: um estudo transversal. Tob Indue Dis. 2018 maio;16:20.
9. Akl EA, Jawad M, Lam WY, Co CN, Obeid R, Irani J. Motivos, crenças e atitudes em relação ao tabagismo com cachimbo de água: uma revisão sistemática. Harm Reduct J. 2013 Jul;10:12.
10. Qasim H, Alarabi AB, Alzoubi KH, Karim ZA, Alshbool FZ, Khasawneh FT. Os efeitos do fumo de narguilé / cachimbo de água na saúde geral e no sistema cardiovascular. Environ Health Prev Med. 2019 Sep;24(l):58.
11. Instituto Nacional de Saúde. La sante des Tunisiens results de l'enquete "Tunisian Health Examination Survey-2016". [Em linha], Fev 2019 [Acedido em 27 mars 2024];[185 páginas]. Disponível em l'URL: http://www.santetunisie.rns.tn/images/rapport-final-enquete2020.pdf
12. Murray CL. Carga global de 87 fatores de risco em 204 países e territórios, 1990-2019: uma análise sistemática para o estudo da carga global de doenças 2019. Lancet. 2020 Oct;396(10258):1223-49.
13. Organização Mundial da Saúde. Tunísia 2010 (idades 13-15) global youth tobacco survey (GYTS) fact sheet. [Online], junho de 2012 [Acedido em 27 de março de 2024]. Disponível em URL: https://www.emro.who.int/images/stories/tfi/documents/gyts_fs_tun_2010.pdf7ua =1
14. Organização Mundial de Saúde. [1]Waterpipe tobacco smoking & health [Online], maio de 2015 [Acedido em 27 de março de 2024]. Disponível em URL: https://iris.who.int/bitstream/handle/10665/179523/WHO_NMH_PND_15.4_eng.pdf?sequence=l
15. Alam MM, Ward KD, Bahelah R, Kalan ME, Asfar T, Eissenberg T, et al. The Syrian center for tobacco studies-13 (SCTS-13): psychometric evaluation of a waterpipespecific nicotine dependence instrument. Drug Alcohol Depend. 2020 Oct;215:108192.

16. Heatherton TF, Kozlowski LT, Frecker RC, Fagerstrom KO. The fagerstrom test for nicotine dependence: a revision of the fagerstrom tolerance questionnaire. Br J Addict. 1991 Sep;86(9):1119-27.
17. Masudul Alam M, Ward KD, Bahelah R, Kalan ME, Asfar T, Eissenberg T, et al. Centro sírio de estudos sobre o tabaco-13 (SCTS-13): Avaliação psicométrica de um instrumento de dependência da nicotina específico do cachimbo de água. Drug Alcohol Depend. 2020 Oct;215:108192.
18. Farran D, Khawam G, Nakkash R, Lee J, Abu Rmeileh N, Darawad MW, et al. Associação entre os rótulos de advertência sanitária e a motivação para deixar de fumar tabaco de cachimbo de água entre os estudantes universitários da região do Mediterrâneo Oriental. Tob Prev Cessat. 2021 Jun;7:44.
19. Al Jayyousi GF, Kurdi R, Islam N, Alhussaini NZ, Awada S, Abdul Rahim H. Factores que afectam o consumo de tabaco de cachimbo de água entre estudantes universitários no Qatar. Subst Use Misuse. 2022 Dec;57(3):392-401.
20. Alshayban D, Joseph R. Uma chamada para intervenções eficazes para reduzir o tabagismo do narguilé entre estudantes universitários na província oriental, Arábia Saudita: resultados de um estudo transversal. Asian Pac J Cancer Prev. 2019 Oct; 20 (10): 2971-7.
21. Salih S, Shaban S, Athwani Z, Alyahyawi F, Alharbi S, Ageeli F, et al. Prevalência, preditores e caraterísticas do consumo de cachimbo de água entre os estudantes universitários de Jazan na Arábia Saudita: um estudo transversal. Ann Glob Health. 2020 Jul;86(l):87.
22. Saravanan C, Attlee A, Sulaiman N. Um estudo transversal sobre conhecimentos, crenças e preditores psicossociais do consumo de narguilé entre estudantes universitários em Sharjah, Emirados Árabes Unidos. Asian Pac J Cancer Prev. 2019 Mar;20(3):903-9.
23. Balogh E, Faubl N, Riemenschneider H, Balazs P, Bergmann A, Cseh K, et al. Consumo de cigarros, cachimbos de água e cigarros electrónicos numa amostra internacional de estudantes de medicina. Estudo multicêntrico transversal na Alemanha e na Hungria. BMC Public Health. 2018 maio;18(l):591.
24. Jawad M, Choaie E, Brose L, Dogar O, Grant A, Jenkinson E, et al. Waterpipe tobacco use in the united kingdom: a cross-sectional study among university students and stop smoking practitioners. PLoS One. 2016 Jan;ll(l):e0146799.
25. Adu AO, Ismail N, Noor SM. Motivadores da impulsividade para fumar tabaco de cachimbo de água entre os jovens nigerianos que fumam tabaco de cachimbo de água: o papel moderador da normalização dos meios de comunicação social do tabaco de cachimbo de água. BMC Public Health. 2022 maio;22(l):1057.
26. Burki TK. Controlo do tabaco na Jordânia. Lancet Respir Med. 2019 maio;7(5):386.
27. Almogbel YS, Aladhadh T, Alammar A, Aloraini A, Alghofaili S, Almutairi A, et al. Preditores do fumo de cachimbo de água entre estudantes universitários na região de Qassim, Arábia Saudita. Tob Indue Dis. 2021 Aug;19:67.
28. Jafaralilou H, Latifi A, Khezeli M, Afshari A, Zare F. Aspectos associados ao fumo de cachimbo de água em jovens iranianos: um estudo qualitativo. BMC Public Health. 2021 Sep;21(l):1633.
29. Al Sawalha NA, Almomani BA, Al Shatnawi SF, Almomani BN. Atitudes e conhecimentos sobre os efeitos nocivos do tabagismo de cachimbo de água entre estudantes universitários: um estudo da Jordânia. Environ Sci Pollut Res Int. 2021 Aug;28(32):43725- 31.
30. Instituto Nacional de Saúde. Indicateurs clefs de la sante des Tunisiens results de l'enquete "Tunisian Health Examination Survey-2016". [On line], Fev 2019 [Consulte le

27 mars 2024]; [52 pages]. Consultable a l'URL: http://www.santetunisie.rns.tn/images/thes-rapport2020.pdf
31. Hsairi M, Gzara A. Enquete nationale sur le tabagisme des jeunes scolarises dans les colleges publics (GYTS Survey Tunisia 2017). [Em linha], outubro de 2017 [Acedido em
27 de março de 2024]; [62 páginas]. Disponível em l'URL: http://www.santetunisie.rns.tn/images/docs/anis/actualite/Lenqute-nationale-sur-smoking-among-schoolchildren-in-public-schools.pdf
32. Aounallah Skhiri H, Ben Hammouda L, Ben Sassi L, Sinane L, Ben Salah N, Zid M, et al. Enquete MedSPAD III - Tunisie 2021 resultats de l'enquete nationale. [Online], Jan 2023 [Acedido em 27 de março de 2024]; [28 páginas]. Disponível em URL: http://www.santetunisie.rns.tn/images/medspad3_2023.pdf
33. Akel M, Sakr F, Fahs I, Dimassi A, Dabbous M, Ehlinger V, et al. Comportamento de fumadores entre adolescentes: a experiência libanesa com o consumo de cigarros e de cachimbo de água. Int J Environ Res Public Health. 2022 maio;19(9):5679.
34. Nakkash RT, Khalil J, Afifi RA. The rise in narghile (shisha, hookah) waterpipe tobacco smoking: a qualitative study of perceptions of smokers and non-smokers. BMC Public Health. 2011 maio;ll:315.
35. Nakkash R, Khader Y, Chalak A, Abla R, Abu Rmeileh NE, Mostafa A, et al. Prevalência do tabagismo de cigarro e cachimbo de água entre adultos em três países do Mediterrâneo Oriental: um inquérito domiciliar transversal. BMJ Open. 2022 Mar;12(3):e055201.
36. Bouquet L. Prevalence et facteurs associes a la consommation de narguile: une enquete anonyme par questionnaire chez des lyceens havrais. Etat des connaissances actuelles sur les risques sanitaires encourus [thesis: medecine], Rouen: Unirouen UFR Sante; 2019;91.
37. Malaeb D, Akel M, Sacre H, Haddad C, Obeid S, Hallit S, et al. Associação entre o consumo cumulativo de cigarros e cachimbos de água e sintomas de dependência em adultos libaneses. BMC Public Health. 2021 Aug;21(l):1583.
38. Abbadi A, Alnahar J, Zoghoul S, Bsoul A, Alarood S, Al Mistarehi AH, et al. Dependência de nicotina do cachimbo de água e sintomas depressivos entre adolescentes usuários de cachimbo de água e usuários duplos. J Environ Public Health. 2020 Nov;2020:2364571.
39. Bahelah R, Ward KD, Ben Taleb Z, Di Franza JR, Eissenberg T, Jaber R, et al. Determinantes da progressão dos sintomas de dependência da nicotina em adolescentes fumadores de cachimbo de água. Tob Control. 2019 May;28(3):254-60.
40. Abu Rmeileh NE, Alkhuffash O, Kheirallah K, Mostafa A, Darawad M, Al Farsi Y, et al. Percepções de danos do tabagismo com cachimbo de água entre estudantes universitários em cinco países da região do Mediterrâneo Oriental: um estudo transversal. Tob Indue Dis. 2018 maio;16:20.
41. Primack BA, Carroll MV, Weiss PM, Shihadeh AL, Shensa A, Farley ST, et al.
Revisão sistemática e meta-análise dos tóxicos inalados pelo cachimbo de água e pelo consumo de cigarros. Public Health Rep. 2016 Jan;131(l):76-85.
42. Adetona O, Mok S, Rajczyk J, Brinkman MC, Ferketich AK. Os efeitos adversos para a saúde do fumo do cachimbo de água em adolescentes e adultos jovens: uma revisão narrativa. Tob Indue Dis. 2021 Out;19:81.
43. Maziak W, Ward KD, Afifi Soweid RA, Eissenberg T. Fumar tabaco com cachimbo de água: uma estirpe reemergente numa epidemia global. Tob Control. 2004 Dec;13(4):327-33.
44. Babaie J, Ahmadi A, Abdollahi G, Doshmangir L. Prevenir e controlar o fumo de

cachimbo de água: uma revisão sistemática das intervenções de gestão. BMC Public Health. 2021 Feb;21(l):344.
45. Organização Mundial de Saúde. Relatório da OMS sobre a epidemia global do tabaco 2019: oferecer ajuda para deixar o consumo de tabaco. [Online], Jul 2019 [Acedido em 27 Mar 2024]. Disponível em URL: https://www.who.int/publications-detail-redirect/9789241516204
46. Bin Abdulrahman KA, Alghamdi HA, Alfaleh RS, Albishri WS, Almuslamani WB, Alshakrah AM, et al. Hábitos tabágicos entre estudantes universitários de uma universidade pública em Riade, Arábia Saudita. Int J Environ Res Public Health. 2022 Sep;19(18):11557.
47. Alotaibi SA, Alsuliman MA, Durgampudi PK. Prevalência do tabagismo entre estudantes universitários no Reino da Arábia Saudita: revisão sistemática e meta-análise. Tob Indue Dis. 2019 Abr;17:35.
48. Khanagar SB, Almansour AS, Alshanqiti HM, Alkathiri NF, Asseery MA, Altheyabi SM, et al. Fumo de cigarros e dependência de nicotina entre estudantes de medicina dentária em Riade, Arábia Saudita: um estudo transversal. Cureus. 2023 Nov;15(ll):e48676.
49. Kandasamy G, Sam G, Almanasef M, Almeleebia T, Shorog E, Alshahrani AM, et al. Um estudo sobre a prevalência de hábitos tabágicos entre a comunidade estudantil na região de Aseer, Arábia Saudita. Front Public Health. 2023 Dez;ll:1257131.
50. Pogun S, Yararbas G. Sex differences in nicotine action. In: Henningfield JE, London ED, Pogun S, eds. Nicotine psychopharmacology. Berlim: Springer; 2009. p. 261-91.
51. Mittal S, Komiyama M, Ozaki Y, Yamakage H, Satoh Asahara N, Wada H, et al. Impacto da idade de início do tabagismo na dependência da nicotina e nos factores de risco cardiovascular: um estudo de coorte retrospetivo no Japão. Eur Heart J Open. 2023 Dez;4(l):135.
52. Li H, Zhou Y, Li S, Wang Q, Pan L, Yang X, et al. A relação entre a dependência da nicotina e a idade entre os fumadores actuais. Iran J Public Health. 2015 Abr;44(4):495-500.
53. Jones DM, Guy MC, Fairman BJ, Soule E, Eissenberg T, Fagan P. Dependência de nicotina entre os fumantes atuais de cigarros que usam cigarros eletrônicos e cannabis. Subst Use Misuse. 2023 Feb;58(5):618-28.
54. Zielihska Danch W. The prevalence of waterpipe tobacco smoking among polish youths. Arch Med Sci. 2019 maio;17(3):731-8.
55. Jarallah JS, Bamgboye EA, Al Ansary LA, Kalantan KA. Predictors of smoking among male junior secondary school students in Riyadh, Saudi Arabia. Tob Control. 1996 Jan;5(l):26-9.
56. Fernandez L, Bonnet A, Teyssier MF, Apter MJ, Pedinielli JL, Sztulman H. Tabagisme et etats metamotivationnels chez des adolescents lyceens. Psychotropes. Nov 2004;10(2):19-46.
57. Burns DM. Utilização dos meios de comunicação social em programas de controlo do tabaco. Am J Prev Med. 1994 maio;10 Suppl 3:3-7.
58. Lareyre O. P2P, une intervention de pair a pair visant a prevenir le tabagisme de lyceens professionnels: quel role de la theorie du comportement planifie dans le maintien des comportements de sante? [tese : psychologies Montpellier : Universite Paul Valery; 2016.
59. Harvey J, Chadi N. Prevenção do tabagismo em crianças e adolescentes:

recomendações práticas e políticas. Saúde Infantil Pediátrica. maio de 2016;21(4):209-21.
60. Constance J, Peretti Watel P. La cigarette du pauvre. Ethnologie franqaise. maio de 2010;40(3):535-42.
61. Prochaska JJ. Cessação do tabagismo. [Em linha], Nov 2023 [Acedido em 27 de março de 2024]. Disponível em URL: https://www.msdmanuals.com/fr/professional/sujets- speciaux/consommation-de-tabac/sevrage-tabagique
62. 62. Stoebner Delbarre A, Annessi Maesano I, Slama K, Mekihan Cheinin P, Carton S. Tabagismo: gestão em estudantes. [Em linha], julho de 2017 [Acedido em 27 de março de 2024]. Disponível em URL: https://hal-lara.archives- ouvertes.fr/hal-01570684/document
63. Alta Autoridade de Saúde. Deixar de fumar e não ter uma recaída. Dossier d'information patient. [Online], Jan 2024 [Acedido em 27 de março de 2024]. Disponível em URL: https://www.has-sante.fr/jcms/c_1719733/fr/arreter-de-
ficheiro de informação do doente que fuma e não deixa de fumar
64. Agência Nacional de Notícias do Azerbaijão. OMS: os cigarros electrónicos são mais populares do que os cigarros convencionais entre os adolescentes. [Online]. Mar 2024 [Acedido em 27 de março de 2024]. Disponível em URL: https://azertag.az/fr/xeber/oms electronic_cigarettes_are_more_popular quais_são_os_cigarros_convencionais_entre_os_adolescentes-2976654
65. Watkins SL, Glantz SA, Chaffee BW. Associação do uso de produtos de tabaco sem cigarro com o futuro tabagismo entre os jovens no estudo de avaliação populacional do tabaco e da saúde (PATH), 2013-2015. JAMA Pediatr. 2018 Feb;172(2):181- 7.
66. Vicari S. Vaping polêmico e discurso de autoridade entre influenciadores e discurso institucional na WEB 2.0. Argumentação e análise do discurso. [Online], Abr 2021 [Acedido em 27 março 2024]. Consultável a l'URL:
https://journals.openedition.org/aad/5093
67. Conselho Superior de Saúde Pública. Parecer sobre os benefícios e riscos dos cigarros electrónicos. [Online]. Nov 2021 [Acedido em 27 de março de 2024]. Disponível em URL: https://www.hcsp.fr/Explore.cgi/AvisRapportsDomaine?clefr=1138
68. Organização Mundial de Saúde. Convenção-Quadro da OMS para o Controlo do Tabaco. [Em linha], dezembro de 2020 [Acedido em 27 de março de 2024]. Disponível em URL: http://www.emro.who.int/fr/tobacco/fctc/convention-cadre-oms-lutte-antitabac.html
69. Organização Mundial de Saúde. Iniciativa Livre de Tabaco. Medidas MPOWER. [Online], Dez 2020 [Acedido em 27 de março de 2024]. Disponível em URL: http://www.emro.who.int/fr/tfi/mpower/index.html
70. Organização Mundial da Saúde. Relatório da OMS sobre a epidemia global do tabaco 2021: abordando produtos novos e emergentes. [Online], julho de 2021 [Acedido em 27 de março de 2024]. Disponível em URL: https://www.who.int/publications-detail-redirect/9789240032095
71. República da Tunísia. °Lei n 98-17, de 23 de fevereiro de 1998, relativa à prevenção dos perigos do tabagismo (J.O. 27 de fevereiro de 1998). Disponível em francês:
https://assets.tobaccocontrollaws.org/uploads/legislation/Tunisia/Tunisia-Law-No,- 98-17-native.pdf
72. República da Tunísia. °°Decreto n 2009-2611 de 14 de setembro de 2009, que completa o decreto n 98-2248 de 16 de novembro de 1998, que fixa os locais afectados

ao uso coletivo nos quais é proibido fumar (J.O. 18 de setembro de 2009). Disponível: https://assets.tobaccocontrollaws.org/uploads/legislation/Tunisia/Tunisia-Decree- No.-2009-2611-native.pdf

73. Harizi C, El Awa F, Ghedira H, Audera Lopez C, Fakhfakh R. Implementação da Convenção-Quadro da OMS para o Controlo do Tabaco na Tunísia: progressos e desafios. Tob Prev Cessat. 2020 Dec;6:72.

74. Atlas do Tabaco. Informações e estatísticas sobre o controlo global do tabaco I Tobacco Atlas. [Online], Out 2022 [Acessado em 27 de março de 2024]. Disponível em URL: https://tobaccoatlas.org/

75. La Presse de Tunisie. Cigarros: aumento dos preços de venda a retalho. [Online]. Mar 2020 [Acedido em 27 de março de 2024]. Disponível em URL: https://lapresse.tn/53172/cigarettes-augmentation-des-prix-de-vente-au-public/

7 APÊNDICES

Apêndice I: Questionário em linha

1. Dados demográficos

1. É você:
- Masculino
- Feminino
2. Que idade tens?
3. Qual é a sua nacionalidade?
4. Qual é o nível de ensino mais elevado que concluiu até à data?
- Menos do que o ensino secundário
- Liceu
- Diploma de licenciatura / bacharelato
- Diplôme d'etudes superieures / Mestrado

Domínio de estudo

5. Qual das seguintes opções melhor descreve o seu estado de relacionamento atual? (Faça um círculo)
- Individual
- Marie/parceiro
- Viúvo
- Separações/Divórcios

2.

6. Fuma atualmente cigarros?
- Nunca fumei, nem sequer uma passa - Passar à pergunta 9
- Costumava fumar, mas deixei de o fazer - Passar à pergunta 9
- Todos os dias - passar à pergunta 10
- Pelo menos uma vez por semana, mas não todos os dias - passar à pergunta 10
- Ocasionalmente, mas menos de uma vez por semana -- ir para a pergunta 10
- Menos de uma vez por mês -- ir para a pergunta 10
7. Tenciona fumar cigarros no próximo ano?
- De modo algum
- Um pouco
- Médio
- Sim
- Muitos
8. Já alguma vez tentou deixar de fumar?
- Sim
- Não

Intenção de deixar de fumar - actuais fumadores de cigarros

9. Tenciona parar o Turner?
- De modo algum
- Um pouco
- Médio
- Sim
- Muitos
10. Tenciona deixar de fumar nos próximos 30 dias?
- De modo algum
- Um pouco
- Médio
- Sim
- Muitos
11. Qual é o seu grau de motivação para deixar de fumar no próximo mês, nos próximos 30 dias?
- De modo algum
- Um pouco
- Médio
- Sim
- Muitos

Fagerstrom para os fumadores de cigarros de hoje

PerguntasRespostasPontos

15. Quanto tempo após Quando acordas, fumas o teu primeiro cigarro?	Dentro de 5 minutos 6-30 minutos 31-60 minutos Após 60 minutos	3 2 1 0
16. Tem dificuldade em abster-se de fumar em locais onde é proibido (por exemplo, igrejas, bibliotecas, cinemas, etc.)?	Sim Não	1 0
o 7. que cigarro que mais detestaria	Primeira coisa de manhã Todos os dias outros	1 0
18. Quantos cigarros/dia Fuma?	10 ou menos 11-20 21-30 31 ou mais	0 1 2 3
19. Fuma mais frequentemente durante as primeiras horas após o despertar do que durante o resto do dia.	Sim Não	1 0
20. Fumas se és tão doente que passa a maior parte do dia na cama?	Sim Não	1 0

Perceção dos danos (probabilidade e gravidade) - para fumadores e não fumadores de cigarros fumadores

Estas perguntas dizem respeito às suas convicções sobre futuros problemas de saúde devido ao tabaco. Se não tiver a certeza da resposta, dê-nos a sua melhor estimativa.

22. Até que ponto acha que fumar pode causar efeitos graves para a saúde?

- De modo algum
- Um pouco
- Médio
- Sim
- Muitos

23. Em que medida os problemas de saúde relacionados com o tabagismo afectam a vida dos fumadores?

- De modo algum
- Um pouco
- Médio
- Sim
- Muitos

4 - Narguile Fumador

24. Fuma Narguile :

Sim

Não

25. Fuma atualmente Narguile :

- Diário
- Pelo menos uma vez por semana, mas não todos os dias
- Ocasionalmente, mas menos de uma vez por semana
- Menos de uma vez por mês

26. Com que idade começaste a fumar Narguile?

Se possível, especificar a idade:

27. Na sua opinião, até que ponto está "viciado" em Narguile?

- Sem aderência
- Um pouco viciado
- Muito cativante

28. É proprietário de um Narguile?

- Sim
- Não

29. Costumas fazer o teu próprio Narguile?
- Sim
- Não

30. Em comparação com os cigarros, acha que fumar Narguilé é: *(fumadores e não fumadores)*
- Menos viciante
- Igualmente viciante
- Mais aditivos
- Não sei

31. Achas que fumar Narguile é melhor do que fumar cigarros?
- Menos nocivo do que os cigarros
- Tão prejudicial como os cigarros
- Menos nocivo do que os cigarros
- Não sei

32. Já alguma vez tentou deixar de fumar Narguile?
- Sim
- Não

Intenção de parar -Nargu ile

33. Tenciona deixar de fumar Narguile?
- De modo algum
- Um pouco
- Legerement
- Não é mau
- Muitos

34. Tenciona reduzir o consumo de tabaco em Narguile nos próximos 30 dias?
- De modo algum
- Um pouco
- Legerement
- Não é mau
- Muitos

35. Qual é o seu grau de motivação para deixar de fumar Narguile nos próximos 30 dias?
- De modo algum
- Um pouco
- Legerement
- Não é mau
- Muitos

Perceção dos danos (probabilidade e gravidade) - fumadores e não fumadores

Estas *perguntas são sobre as suas crenças acerca de futuros problemas de saúde devido ao tabagismo na Narguile. Se não tem a certeza da resposta, por favor dê-nos a sua melhor estimativa.*

37. Até que ponto acha que fumar Narguile pode causar efeitos graves para a saúde?
- De modo algum
- Um pouco
- Legerement
- Não é mau
- Muitos

38. Como é que os problemas de saúde associados ao tabagismo em Narguile afectam a vida de um fumador de Narguile?
- De modo algum
- Um pouco
- Legerement

- Não é mau
- Muitos

Centro Sírio de Estudos sobre o Tabaco-13 (SCTS-13)				
SCTS-1	**A maior parte dos meus amigos fumam Narguile**	Falso **(0)**	Um pouco de verdade **(1)**	Verdadeiro **(2)**
SCTS-2	**Basta ver ou cheirar um cachimbo de água para me apetecer fumar.**	Falso **(0)**	Um pouco de verdade **(1)**	Verdadeiro **(2)**

SCTS-3	**Mesmo que eu tivesse a certeza de que o Narguile não era bom para a minha saúde, continuaria a fumar com a mesma frequência.**	Falso **(0)**	Um pouco de verdade **(1)**	Verdadeiro **(2)**
SCTS-4	**Fumar Narguile faz-me feliz**	Falso **(0)**	Um pouco de verdade **(1)**	Verdadeiro **(2)**
SCTS-5	**Fumar Narguile dá-me energia**	Falso **(0)**	Um pouco de verdade **(1)**	Verdadeiro **(2)**
SCTS-6	**Se o preço do Narguile duplicasse, continuaria a fumar com a mesma frequência de sempre.**	Falso **(0)**	Um pouco de verdade **(1)**	Verdadeiro **(2)**
SCTS-7	**Quando fumo Narguile, sinto-me menos triste ou deprimido**	Falso **(0)**	Um pouco de verdade **(1)**	Verdadeiro **(2)**
SCTS-8	**Seria muito difícil para mim estar num restaurante e não fumar Narguile.**	Falso **(0)**	Um pouco de verdade **(1)**	Verdadeiro **(2)**
SCTS-9	**Fumar Narguile é uma boa forma de me recompensar**	Falso **(0)**	Um pouco de verdade **(1)**	Verdadeiro **(2)**
SCTS-10	**Seria difícil para mim recusar um convite para fumar Narguile**	Falso **(0)**	Um pouco de verdade **(1)**	Verdadeiro **(2)**
SCTS-11	**Costumo fumar Narguile com amigos ou em cafés/restaurantes.**	Falso **(0)**	Um pouco de verdade **(1)**	Verdadeiro **(2)**
SCTS-12	**Se a minha sessão de fumo fosse interrompida, ficaria aborrecido.**	Falso **(0)**	Um pouco de verdade **(1)**	Verdadeiro **(2)**
SCTS-13	**Quando fumo um cachimbo de água, sinto-me menos irritável, frustrado ou zangado.**	Falso **(0)**	Um pouco de verdade **(1)**	Verdadeiro **(2)**

Outros métodos de fumar (fumadores de cigarros e não fumadores)

38. Fuma atualmente um charuto, um pequeno charuto, uma cigarrilha, um midwakh ou um charuto aromatizado?
- Normalmente todos os dias
- Normalmente, pelo menos uma vez por semana, mas não todos os dias
- Ocasionalmente, mas geralmente menos de uma vez por semana
- Menos de uma vez por mês
- De modo algum

39. Já alguma vez utilizou um cigarro eletrónico ou um cigarro eletrónico, nem que seja apenas uma vez em toda a sua vida?
a. Sim
b. Não

40. Fuma ou vaporiza atualmente um cigarro eletrónico ou um cigarro? a. Normalmente todos os dias
b. Normalmente, pelo menos uma vez por semana, mas não todos os dias
c. Ocasionalmente, mas geralmente menos de uma vez por semana
d. Menos de uma vez por mês
e. De modo algum

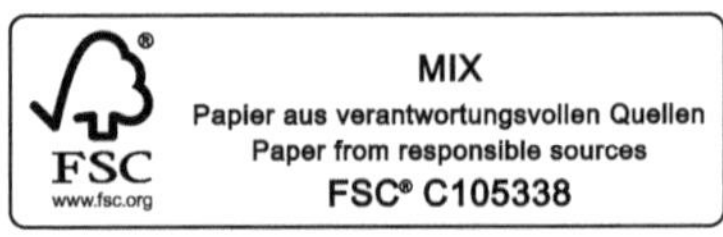

Printed by Books on Demand GmbH, Norderstedt / Germany